Sunaina Abdulla C. B.
Vijaya Kumar K.
Rajesh K. S.

Terapia fotodinâmica antimicrobiana em periodontia

Sunaina Abdulla C. B.
Vijaya Kumar K.
Rajesh K. S.

Terapia fotodinâmica antimicrobiana em periodontia

ScienciaScripts

Imprint
Any brand names and product names mentioned in this book are subject to trademark, brand or patent protection and are trademarks or registered trademarks of their respective holders. The use of brand names, product names, common names, trade names, product descriptions etc. even without a particular marking in this work is in no way to be construed to mean that such names may be regarded as unrestricted in respect of trademark and brand protection legislation and could thus be used by anyone.

Cover image: www.ingimage.com

This book is a translation from the original published under ISBN 978-620-7-64708-8.

Publisher:
Sciencia Scripts
is a trademark of
Dodo Books Indian Ocean Ltd. and OmniScriptum S.R.L publishing group

120 High Road, East Finchley, London, N2 9ED, United Kingdom
Str. Armeneasca 28/1, office 1, Chisinau MD-2012, Republic of Moldova, Europe
Printed at: see last page
ISBN: 978-620-7-63440-8

Índice

INTRODUÇÃO

A boca é única no corpo humano na medida em que fornece superfícies que não se desprendem (dentes) para a colonização microbiana natural. Este facto pode resultar na acumulação de grandes massas de bactérias e dos seus produtos em locais estagnados entre os dentes (superfícies aproximadas), nas fossas e fissuras nas superfícies de mordida (oclusais) dos molares e pré-molares, e à volta das gengivas (fendas gengivais). A placa encontrada acima ou abaixo das margens da gengiva é descrita como placa supra ou subgengival, respetivamente. Noutros locais, a descamação assegura que a carga bacteriana é reduzida nas superfícies da mucosa. A placa dentária forma-se naturalmente nos dentes e actua como parte das defesas do hospedeiro, ajudando a prevenir a colonização por microrganismos exógenos e frequentemente patogénicos. No entanto, se a placa se acumular para além dos níveis compatíveis com a saúde, pode ocorrer doença[(1)]

.

A placa dentária é definida como a comunidade microbiana diversificada que se encontra na superfície do dente, embebida numa matriz de polímeros de origem bacteriana e salivar. A placa que se torna calcificada é designada por cálculo ou tártaro. A microflora residente da placa bacteriana é constituída por uma vasta gama de bactérias gram-positivas e gram-negativas, incluindo espécies facultativamente anaeróbias e obrigatoriamente anaeróbias. A composição da placa bacteriana varia em diferentes locais da superfície dentária devido a diferenças nas suas propriedades biológicas locais, e uma descrição detalhada da microflora de locais representativos é fornecida numa secção posterior. Os principais nutrientes para as bactérias da placa bacteriana são os derivados do catabolismo de nutrientes endógenos (proteínas, glicoproteínas) na saliva. No entanto, a ecologia da fenda gengival é influenciada principalmente pelas propriedades do fluido crevicular gengival (GCF), um exsudado semelhante ao soro que banha a raiz do dente, cujo fluxo é aumentado durante a inflamação na doença periodontal ([2]).

Este fluxo aumentado de FGC não só fornece componentes das defesas do hospedeiro (por exemplo, IgG e neutrófilos), mas também uma gama mais ampla de potenciais nutrientes para o crescimento bacteriano (por exemplo, péptidos, proteínas e glicoproteínas). Estes nutrientes endógenos podem ser utilizados por muitas bactérias asacarolíticas, e a fenda gengival tem proporções mais elevadas de espécies Gram-negativas, incluindo bactérias obrigatoriamente anaeróbias, especialmente em locais com doença periodontal. A composição microbiana da placa dentária na saúde e na doença é também descrita em maior detalhe numa secção posterior ([3]).

A acumulação de biofilme nas superfícies dentárias ou nas interfaces dente-gengival resulta em cáries dentárias ou doenças periodontais. A periodontite é a doença mais prevalente na cavidade oral causada por anaeróbios obrigatórios Gram-negativos ([4]).

A periodontite é uma doença inflamatória crónica multifatorial associada à acumulação de placa bacteriana e caracterizada pela destruição progressiva do aparelho de suporte dos dentes, incluindo o ligamento periodontal e o osso alveolar. A doença envolve interacções dinâmicas complexas entre agentes patogénicos bacterianos específicos, respostas imunitárias destrutivas do hospedeiro e factores ambientais, como o tabagismo. As características comuns da periodontite incluem inflamação gengival, perda de inserção clínica, evidência radiográfica de perda de osso alveolar, locais com profundidades de sondagem profundas, mobilidade, hemorragia à sondagem e migração patológica([5]).

Entre os tratamentos convencionais para a doença periodontal, a abordagem mais utilizada é o tratamento não cirúrgico com um antibiótico adjuvante destinado a controlar os microrganismos, o biofilme e outros factores de risco proeminentes. No entanto, a utilização prolongada e a longo prazo de antibióticos sistémicos expõe os doentes ao risco de desenvolverem estirpes resistentes aos antibióticos e infecções sobrepostas([6])([7]).

Para os doentes com doença refractária avançada, os antibióticos são utilizados em conjunto com uma variedade de intervenções cirúrgicas periodontais para reduzir a profundidade das bolsas periodontais. O tratamento cirúrgico da periodontite tem sido bastante bem sucedido. No entanto, é um procedimento invasivo com uma elevada taxa de recorrência nos doentes. Além disso, a administração de antibióticos às lesões com uma concentração adequada é difícil devido às características anatómicas dos tecidos circundantes e aos biofilmes formados pelos microrganismos ([8]).

As deficiências dos tratamentos convencionais para a doença periodontal levaram à proposta de uma terapia fotodinâmica antimicrobiana adjuvante como tratamento alternativo.

A terapia fotodinâmica (PDT) é definida como a erradicação de células-alvo por espécies reactivas de oxigénio produzidas por meio de um composto fotossensibilizador e luz de um comprimento de onda adequado ([9]). Poderá constituir uma alternativa para atacar os micróbios diretamente no local da infeção, ultrapassando assim os problemas associados aos antimicrobianos. A ação fotodinâmica descreve um processo em que a luz, depois de absorvida por corantes, sensibiliza os organismos para danos celulares induzidos por luz visível. Allison et al. descreveram a PDT como uma terapia que "é verdadeiramente o casamento de um fármaco e de uma luz" ([10]).

O acesso do fotossensibilizador e da luz à lesão não apresenta grandes dificuldades. A aplicação da PDT à infeção periodontal pode revelar-se um complemento valioso dos procedimentos mecânicos, se o fotossensibilizador tiver uma atividade de largo espetro contra os agentes patogénicos bacterianos e seletividade para as células procarióticas([9]).

As aplicações da PDT em medicina dentária estão a crescer rapidamente. São também utilizadas no tratamento do cancro oral, de infecções bacterianas e fúngicas e no diagnóstico fotodinâmico da transformação maligna de lesões orais ([11]).

PERSPECTIVA HISTÓRICA DA PDT

A utilização da luz como agente terapêutico remonta a milhares de anos. Foi utilizada no antigo Egipto, na Índia e na China para tratar doenças de pele, como a psoríase, o vitiligo e o cancro, bem como o raquitismo e até a psicose ([12]).

As bases da fototerapia moderna foram inventadas no início do século XIX. Em 1899, Oscar Raab provou nas suas teses que certos compostos químicos, como a acridina ou a eosina, sob a influência da luz, podem provocar um efeito citotóxico. Os estudos de Niels Finsen centraram-se na aplicação da lâmpada de arco em fototerapia. Em 1903, foi-lhe atribuído um Prémio Nobel por essa investigação. Em 1942, Auler e Banzer, da Universidade de Berlim, descobriram a fluorescência vermelha caraterística das porfirinas em tumores de roedores. Esta descoberta constituiu o início do diagnóstico fotodinâmico (DPD) ([13]).

Em 1976, Kelly e Snell realizaram as primeiras experiências de PDT em seres humanos. Investigaram os efeitos da terapia fotodinâmica com derivados da hematoporfirina (HpD) num caso de carcinoma da bexiga em cinco doentes. Em 1978, Dougherty realizou a primeira grande experiência em seres humanos. Este estudo clínico incluiu 25 doentes com 113 tumores (tanto primários como metastáticos). Os resultados provaram que a PDT era um método terapêutico muito eficaz[(14)] .

Como nova abordagem, a terapia fotodinâmica (PDT) pode ser uma alternativa aos métodos terapêuticos convencionais. Para ter um efeito tóxico específico nas células bacterianas, o respetivo fotossensibilizador tem de ter uma seletividade para as células procarióticas[(15)] .

Embora vários autores tenham referido a possibilidade de uma fotossensibilização letal de bactérias in vivo e in vitro([16]), outros salientaram que as espécies bacterianas Gram-negativas, devido à sua parede celular especial, são largamente resistentes à PDT. Wilson et al[(17)] provaram o efeito de um fotossensibilizador de cianeto em espécies Gram-positivas e Gram-negativas. Por outro lado, Nitzan et al. e Bertolini et al. relataram uma atividade limitada dos fotossensibilizadores contendo porfirina em relação a bactérias Gram-negativas([18])([19]). Entretanto, estão a ser feitas tentativas para aumentar a permeabilidade da membrana bacteriana Gram-negativa aos fotossensibilizadores através da utilização de substâncias activas para a membrana ou da síntese de fotossensibilizadores especiais, com carga positiva, que se ligam mais facilmente à membrana bacteriana[(20)] .

A PDT pode também ser utilizada no caso da periodontite. Um dos principais factores que induzem a periodontite são as microbianas que existem na placa dentária, tanto supra como subgengival. A utilização da PDT no combate à periodontite está ainda em fase experimental. Existem contribuições que tratam da elevada eficácia da PDT na inativação de micróbios isolados da placa subgengival. Num estudo in vitro, verificou-se que a eficácia da utilização da clorina e6 ou da poli-L-lisina como fotossensibilizador era tão elevada como 99% na inativação do Actinomyces naeslundii([21]). A clorina e6 como fotossensibilizador assegura uma taxa relativamente elevada de inativação de micróbios anaeróbios como: Porphyromonas gingivalis, Fusobacterium nucleatum, espécies de Capnocytophaga[(22)] .

PRINCÍPIOS DA PDT

A terapia fotodinâmica envolve a utilização de luz visível inofensiva combinada com um corante sensível à luz - o fotossensibilizador (PS) - e o oxigénio presente nas células e à sua volta. Após a iluminação com a luz do comprimento de onda adequado, o PS é energizado para um estado excitado que pode sofrer colisões moleculares com o oxigénio, resultando na formação de espécies reactivas de oxigénio (ROS), incluindo o oxigénio singlete por transferência de energia ou radicais hidroxilo por transferência de electrões (Fig. 1). A elevada seletividade da PDT para células malignas de crescimento rápido e, por conseguinte, em hiperproliferação. Isto sugere que deve ser útil para a destruição de células microbianas([23]).

Os estudos sobre a PDT antimicrobiana têm-se centrado na exploração das propriedades fotofísicas e fotoquímicas da abordagem, na exploração das propriedades químicas para desenvolver PSs mais eficazes e clinicamente compatíveis, na ultrapassagem da barreira de permeabilidade microbiana e no investimento em novas metodologias de entrega, em investigações pré-clínicas e clínicas de aplicações de PDT([24]).

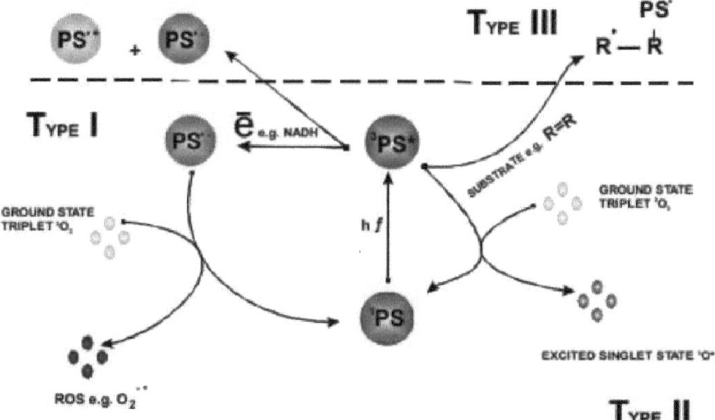

Fig 1: Ilustração esquemática da ação fotodinâmica. O PS absorve inicialmente um fotão que o excita para o primeiro estado singlete excitado e este pode relaxar para o estado triplete de vida mais longa. Este PS tripleto pode interagir com o oxigénio molecular em duas vias, Tipo I e Tipo II, levando à formação de espécies reactivas de oxigénio (ROS) e oxigénio singlete, respetivamente. Na ausência de oxigénio, o PS pode interagir com

um substrato (R) numa via conhecida como Tipo III.

MECANISMO DE ACÇÃO

O mecanismo de ação foi investigado em pormenor, mas ainda não é completamente compreendido. Envolve a absorção de um fotão de luz (com um comprimento de onda que corresponde à banda de absorção do corante) que leva à excitação do corante (também chamado fotossensibilizador, PS) para o seu estado eletrónico singlete excitado de curta duração (nanossegundos). Este PS de estado singlete pode sofrer uma transição eletrónica (spin flip) para um estado triplete de vida muito mais longa (microssegundos). O tempo de vida mais longo permite que o PS tripleto reaja com o oxigénio ambiente (estado fundamental) através de uma de duas vias fotoquímicas diferentes, denominadas Tipo 1 e Tipo 2. O tipo 1 envolve uma transferência de electrões para produzir radicais superóxido e, em seguida, radicais hidroxilo (HO), enquanto o tipo 2 envolve a transferência de energia para produzir oxigénio singlete no estado excitado (1 O2). Tanto o HO como o 1 O2 são espécies de oxigénio altamente reactivas (ROS) que podem danificar quase todos os tipos de biomoléculas (proteínas, lípidos e ácidos nucleicos) e matar as células([25]).

A figura 2 mostra um diagrama de Jablonski que ilustra a produção fotoquímica de diferentes ROS durante a PDT e as suas propriedades antimicrobianas de largo espetro. Um diagrama de Jablonski é uma representação gráfica dos níveis de energia da PS no estado fundamental, no estado singlete excitado e no estado triplete()[26]

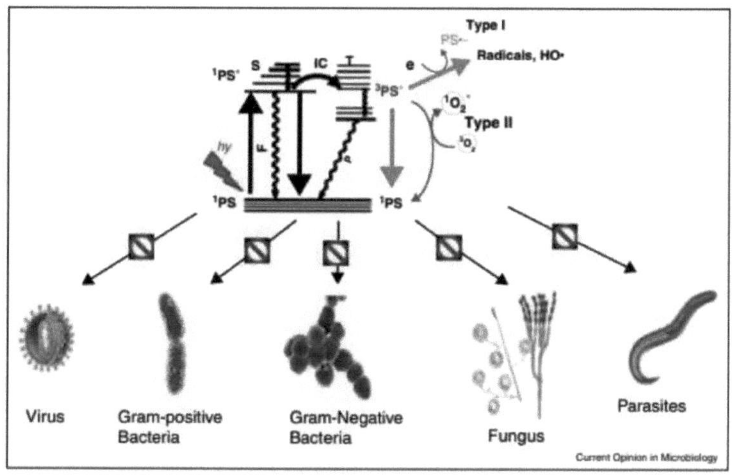

Fig. 2 - Diagrama de Jablonski que mostra as vias fotoquímicas na aPDI. O fotossensibilizador no estado fundamental 1 absorve um fotão para formar o estado singleto excitado 1 PS, que pode sofrer um cruzamento intersistemas (IC) para formar o estado tripleto 3 PS. Esta espécie de vida longa pode sofrer transferência de energia (Tipo II) para formar oxigénio singlete 1 O2 ou transferência de electrões (Tipo I) para formar radicais hidroxilo HO. Estes dois ERO são capazes de matar um amplo espetro de agentes patogénicos.

FOTOSSENSIBILIZADOR

Um dos três elementos cruciais da PDT, para além da luz e do oxigénio, é a presença de fotossensibilizadores. Estes corantes são definidos como substâncias capazes de absorver luz com um comprimento de onda específico, desencadeando reacções fotoquímicas ou fotofísicas([27]). Como em cada grupo de fármacos, é possível distinguir um conjunto de características e condições que descrevem o fotossensibilizador ideal:

- Elevado grau de pureza química.
- Estabilidade à temperatura ambiente.
- Efeito fotossensível apenas na presença de um comprimento de onda específico.
- Elevada reatividade fotoquímica.
- A absorção máxima da luz deve situar-se nos comprimentos de onda de 600 nm a 800 nm. A absorção de luz a um comprimento de onda superior a 800 nm não fornece energia suficiente para estimular o oxigénio no seu estado singlete e a produção de outras espécies reactivas de oxigénio.
- Absorção mínima na gama de 400 nm a 600 nm. Isto evita uma possível fotossensibilidade excessiva causada pela luz solar.
- As bandas de absorção não devem sobrepor-se às bandas de absorção de outras substâncias no corpo, incluindo corantes endógenos como a melatonina, a hemoglobina ou a oxihemoglobina.
- Citotoxicidade mínima no escuro.
- Fácil solubilidade nos tecidos do corpo.
- Elevada seletividade para tecidos neoplásicos: o fotossensibilizador deve ser lentamente removido das áreas afectadas, permanecendo aí durante pelo menos várias horas, mas ser rapidamente eliminado dos tecidos saudáveis, minimizando assim os efeitos secundários fototóxicos da terapia.
- Síntese barata e simples e fácil disponibilidade ([28]).

Assim, uma PDT está incompleta sem um fotossensibilizador capaz de absorver luz com um comprimento de onda específico, provocando reacções fotoquímicas ou fotofísicas com um conjunto de características como as mencionadas (Fig. 3)([28]).

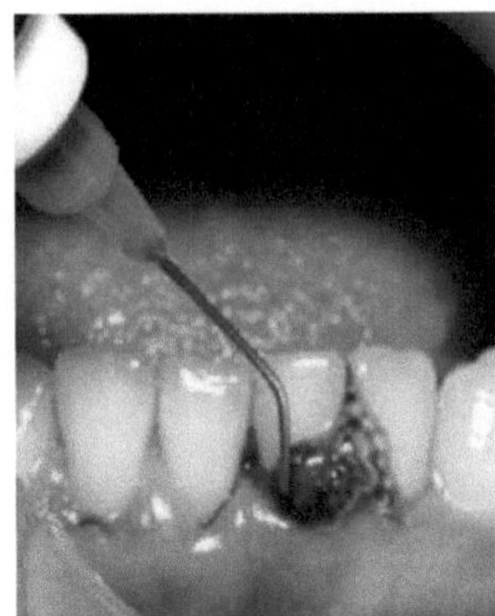

Fig.3: A bolsa periodontal é tratada com uma solução fotossensibilizadora adequada.

Fotossensibilizadores de 1ª geração

A primeira aplicação de um agente fotossensibilizador em combinação com a luz pode ser atribuída a um estudante de medicina de Munique - Oscar Raab. Durante experiências com corantes de acridina, Raab notou que a fluorescência ocorria em protozoários que tinham sido tratados com corantes e depois irradiados. Este fenómeno provocava o consumo de oxigénio e o efeito tóxico, que levava à morte dos protozoários. Raab apresentou as suas observações ao professor Von Tappeiner, que explicou e descreveu este fenómeno como um "efeito fotodinâmico" em 1904([29]) .

Pouco depois, em 1905, foi realizada a primeira tentativa eficaz de tratamento do cancro da pele com a utilização de uma solução de eosina a 5%. No entanto, esta terapia não chegou a um público mais alargado e foi esquecida durante décadas. Os fotossensibilizadores foram introduzidos no tratamento à escala comercial pela primeira vez na década de 1970 pelo Dr. Thomas Dougherty e seus colegas([28]). Eles estavam a testar uma mistura de porfirina solúvel em água chamada "derivado de hematoporfirina" (HpD). A HpD foi obtida por purificação e modificação química da primeira porfirina utilizada como PS - a hematoporfirina (Hp). A HpD, comparada com a Hp, apresentou melhor seletividade tecidular para tumores e menor potencial fotossensibilizador na pele. Posteriormente, uma mistura de dímeros e oligómeros de porfirina isolados da HpD foi disponibilizada com o nome comercial de "Photofrin". Atualmente, o Photofrin - também conhecido como porfimer de sódio - continua a ser o fotossensibilizador mais utilizado([30]).

Apesar das amplas aplicações em PDT, a preparação tem algumas limitações nas suas aplicações clínicas resultantes das seguintes propriedades: baixa pureza química (é uma mistura de mais de 60 moléculas) ou fraca penetração nos tecidos devido à absorção máxima num comprimento de onda relativamente curto - 630 nm(31). Além disso, após a PDT, ocorre hipersensibilidade da pele à luz durante várias semanas devido à longa semi-vida do PS e à sua elevada acumulação na pele. As desvantagens dos fotossensibilizadores de primeira geração forçaram a necessidade de investigar novos compostos e deram início ao desenvolvimento dos fotossensibilizadores de segunda geração ([32]).

Fotossensibilizadores de segunda geração

Já nos anos 80, foi desenvolvida a próxima geração de fotossensibilizadores. Foram propostas várias centenas de substâncias com potenciais propriedades fotossensibilizadoras, das quais apenas algumas foram utilizadas em ensaios clínicos. O número de substâncias oficialmente aprovadas para utilização clínica na PDT anticancerígena é ainda mais reduzido[(33)] . Atualmente, o grupo dos fotossensibilizadores de segunda geração inclui os derivados da hematoporfirina e os fotossensibilizadores sintéticos, tais como Ácido 5-aminolevulínico, derivados da benzoporfirina, texafirinas, derivados da tiopurina, clorina([34]), bem como análogos da bacterioclorina e ftalocianinas([33]). A utilização do ácido 5- aminolevulínico (ALA) revelou-se uma descoberta importante - o precursor da protoporfirina IX. O ALA é um tipo de pró-fármaco que só se torna um PS ativo depois de ser transformado em protoporfirina. Por esse motivo, o ALA ou os seus ésteres podem ser utilizados por via tópica ou oral em muitas aplicações clínicas[(35)] .

Os fotossensibilizadores de segunda geração caracterizam-se por uma maior pureza química, um maior rendimento na formação de oxigénio singlete e uma melhor penetração nos tecidos mais profundos devido à sua absorção máxima na gama de comprimentos de onda de 650-800 nm[(36)] . Além disso, apresentam menos efeitos secundários, o que resulta de uma maior seletividade para os tecidos cancerosos e de uma eliminação mais rápida do fotossensibilizador do organismo. A principal desvantagem dos PS de segunda geração é a sua fraca solubilidade em água, o que constitui um fator limitante significativo na sua administração intravenosa e obriga à procura de novos métodos de administração de fármacos([28]).

Fotossensibilizadores de terceira geração

O desenvolvimento dos fotossensibilizadores de terceira geração baseia-se na síntese de substâncias com maior afinidade para o tecido tumoral, o que reduz os danos nos tecidos saudáveis circundantes. O problema para a aplicação clínica generalizada da terapia fotodinâmica em oncologia é também a dificuldade com a preparação de um procedimento farmacêutico que permita a administração parentérica de fotossensibilizadores. Estão a surgir novos sistemas de administração de fármacos que aumentam efetivamente a biodisponibilidade do método fotodinâmico([37]). A fim de aumentar a seletividade do fármaco, são utilizadas as seguintes modificações da terapia fotodinâmica:

- Combinações de fotossensibilizadores de segunda geração com moléculas centradas no recetor-alvo.
- Combinações de fotossensibilizadores com lipoproteínas LDL, devido ao facto de as células tumorais em proliferação necessitarem de mais colesterol para a síntese das paredes celulares.
- Conjugação de um fotossensibilizador com um anticorpo monoclonal dirigido ao antigénio específico da célula cancerígena.
- A utilização de marcadores de superfície tumoral, como receptores de factores de crescimento, receptores de transferrina ou hormonas (por exemplo, insulina).

Estas soluções permitem um aumento da seletividade e uma maior acumulação do fotossensibilizador nas zonas afectadas, dando assim a possibilidade de reduzir as doses do medicamento, mantendo efeitos terapêuticos satisfatórios([38]).

Foi utilizada uma variedade de fotossensibilizadores, incluindo compostos habitualmente utilizados na prática dentária, como o azul de metileno, o azul de toluidina, o verde de indocianina, a curcumina, a eritrosina, a curcumina, a clorela, o rosa bengala e o urucum, etc.

Como se mostra na Fig. 4, um fotossensibilizador ideal deve possuir características específicas que o tornem eficaz e seguro. Por exemplo, os fotossensibilizadores devem ter uma elevada absorção na gama visível e penetrar suficientemente fundo nos tecidos para gerar eficazmente oxigénio singlete. Além disso, um fotossensibilizador deve possuir as propriedades de elevada fotoestabilidade e baixa toxicidade para permanecer ativo após a exposição à luz sem danificar as células e os tecidos saudáveis circundantes. Num estudo realizado pelo grupo Xing, o fotossensibilizador protoporfirina IX foi conjugado com sequências de péptidos neutralizantes de lipopolissacarídeos para obter imagens fluorescentes eficientes em tempo real de estirpes bacterianas vivas e fotoinactivar eficazmente estirpes bacterianas Gram-negativas resistentes a medicamentos. A estratégia específica pode visar seletivamente estirpes bacterianas em células de mamíferos com menos danos nas células de mamíferos. Além disso, a administração do fotossensibilizador no local de tratamento deve ser tão simples e direta quanto possível. A absorção de cada fotossensibilizador divide-se em diferentes zonas de luz ([39]).

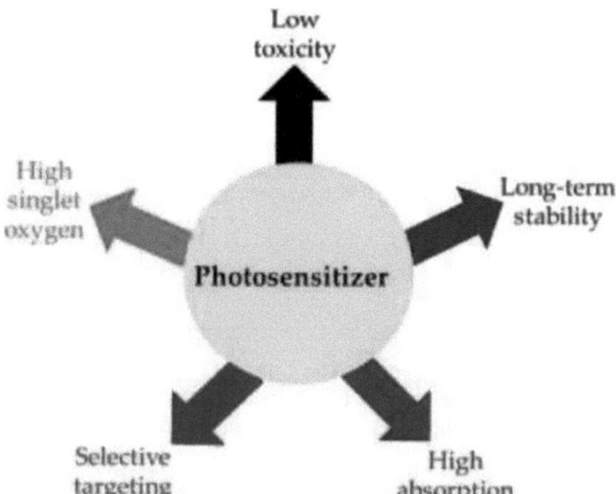

Fig. 4: Propriedades de um fotossensibilizador ideal

Azul de toluidina

O azul de toluidina (TB) é um fotossensibilizador catiónico benéfico aprovado pela Food and Drug Administration (FDA) para utilização clínica. O TB tem baixa energia de excitação e alta permeabilidade à membrana celular, sendo relativamente barato. Além disso, o pequeno tamanho molecular, a hidrofilicidade e a capacidade de formar dímeros tornam a TB ideal para se ligar às membranas celulares microbianas. A absorção das soluções de TB varia com a concentração, permitindo a excitação em várias modalidades utilizando fontes de luz de 600 a 660 nm. Vários estudos demonstraram que a TB é eficaz no tratamento de doenças orais([40]). Por exemplo, Vahabi et al. aplicaram 0,1% de TB a uma suspensão bacteriana de Streptococcus mutans (S. mutans), que foi depois exposta a um laser de díodo de 633 nm. Os resultados do estudo demonstraram que a combinação de TB e laser de díodo pode reduzir significativamente o número de bactérias viáveis ([41]). Noutro estudo, Habashneh et al. utilizaram a TB combinada com um laser de díodo de 635 nm para tratar bolsas periodontais em doentes com periodontite. Este tratamento foi bem sucedido na melhoria significativa dos níveis de fixação clínica([42]).

Azul de metileno

O azul de metileno (MB) é um dos corantes mais utilizados da família das fenotiazinas. A gama em que o MB absorve a luz situa-se na região da luz vermelha, especificamente entre 600 nm e 660 nm. Além disso, o MB está aprovado pela FDA para administração oral e intravenosa de doses elevadas em seres humanos sem quaisquer efeitos deletérios. Além disso, o MB apresenta uma forte capacidade de absorção da luz com comprimentos de onda superiores a 620 nm, o que permite uma melhor penetração nos tecidos. Para além da baixa toxicidade, o MB é eficaz na eliminação de bactérias cariogénicas ([43]). Oliveira et al. estudaram a eficácia da aPDT mediada por MB em microrganismos como Enterococcus faecalis (E. faecalis) e Staphylococcus aureus (S. aureus), resultando numa diminuição notável do número de bactérias viáveis. Este resultado sugere que esta modalidade tem potencial como tratamento efetivo para a periodontite([44]). Ribeiro da Silva et al. também verificaram que a quimioterapia fotoantimicrobiana com MB foi eficaz na redução da dor e da duração da mucosite oral em pacientes jovens([45]).

Verde indocianina

A indocianina verde (ICG) é um corante fluorescente com baixa toxicidade nos tecidos e elevada absorção na gama do infravermelho próximo. Nos últimos anos, a terapia fotodinâmica mediada por ICG tem sido eficaz no tratamento de uma variedade de doenças orais, incluindo a periodontite e a hipersensibilidade dentária. A ICG-aPDT tem a grande vantagem de visar seletivamente as células e produzir níveis elevados de espécies de oxigénio singlete, permitindo uma terapia mais precisa com menos efeitos adversos. Bashir et al. relataram a aPDT mediada por ICG como adjuvante da terapia periodontal não cirúrgica (NSPT) no tratamento da periodontite crónica com bons resultados terapêuticos, tendo a profundidade de sondagem diminuído em média 1,17 mm e 1,06 mm aos 3 e 6 meses, respetivamente. Embora o ICG seja um fotossensibilizador popular na aPDT, tem as suas limitações. Uma delas é a sua duração limitada de eficácia. Além disso, a utilização de ICG tem sido associada a efeitos secundários, como náuseas, vómitos e reacções alérgicas([46]).

Rosa de bengala

O rosa bengala (RB) é um corante aniónico bem conhecido, um membro da família dos xantenos, notável pela sua elevada absorção no espetro de luz azul e verde, especialmente na gama de 500-800 nm, e é habitualmente utilizado como instrumento de diagnóstico em exames dentários e oftalmológicos. O RB não só tem boas propriedades antimicrobianas, como também é barato, biodegradável, não tóxico e tem grupos amino livres, que são atractivos para ligações químicas. Além disso, tem uma elevada taxa de geração de oxigénio singlete, o que a torna uma escolha eficaz para aPDT[(47)] .

Hirose et al. descobriram que, quando se utilizou uma concentração superior a 10 µg/mL, a solução de RB exibiu efeitos antimicrobianos em *S. mutans* Gram-positivos orais (uma causa frequente de cáries dentárias), tanto no estado planctónico como no biofilme. Mais importante ainda, o aPDT mediado por RB resultou numa diminuição significativa das bactérias cariogénicas encontradas nas placas dentárias[(48)] . Wang et al. exploraram a combinação de RB e luz azul de média potência para o tratamento de agentes patogénicos periodontais, especialmente *Aggregatibacter actinomycetemcomitans (A. actinomycetemcomitans)* e mostraram que este tratamento reduziu a inflamação e promoveu a cicatrização de bolsas periodontais. Em suma, a aPDT mediada por RB pode ser uma ferramenta terapêutica promissora para as doenças periodontais([49]).

Curcumina

A curcumina (CUR) é um composto fenólico natural com um pequeno peso molecular que se encontra na Terra. Derivada da planta Curcuma longa, a CUR apresenta várias propriedades benéficas, tais como efeitos anti-inflamatórios, antimicrobianos, anti-tumorais e facilitação da cicatrização de feridas. Quando administrada na área de tratamento e exposta a uma luz com um comprimento de onda de aproximadamente 405 nm, a CUR tem a capacidade de diminuir a inflamação e eliminar os agentes patogénicos no tecido periodontal e na área circundante. A aPDT mediada por CUR é eficaz na redução da gravidade da doença periodontal e na melhoria das condições orais gerais[(50)] . Sreedhar et al. avaliaram o potencial do gel CUR com aPDT para o tratamento da doença periodontal crónica. Quinze pacientes que não tinham recebido tratamento prévio foram distribuídos aleatoriamente por diferentes grupos num desenho de boca dividida. Em comparação com o SRP isolado, o grupo que utilizou o SRP mais o CUR mediado por um díodo emissor de luz azul (LED) com um comprimento de onda de 470 nm durante 5 min mostrou uma redução estatisticamente significativa do índice de placa, do índice de hemorragia, da profundidade de sondagem e do nível de fixação clínica no primeiro, sétimo e 21º dia. Sugerem que o gel CUR tem potencial para ser utilizado como fotossensibilizador e, juntamente com o SRP, pode ajudar a remover melhor os agentes patogénicos periodontais. Além disso, em termos de eliminação de bactérias, o CUR é mais eficaz na eliminação de bactérias Gram-positivas do que de bactérias Gram-negativas no seu processo fotodinâmico([51]).

Fotoenticina

A fotoenticina (FTC) é um novo fotossensibilizador derivado da clorina e-6, que tem uma banda de absorção entre 660 e 680 nm. Recentemente, a FTC tem tido resultados impressionantes no combate a bactérias. Garcia e colegas centraram-se na utilização do FTC na terapia fotodinâmica para o tratamento de cáries dentárias. Destacaram as vantagens da utilização da aPDT mediada por FTC, incluindo reduções notáveis no total de microrganismos, como estreptococos, lactobacilos e leveduras. Para além disso, esta modalidade rompeu com sucesso as estruturas do biofilme e reduziu os níveis de ácido lático(52) .

Clorela

A Chlorella é um tipo de microalga verde que contém grandes quantidades de proteínas, minerais e vitaminas e é frequentemente sugerida como suplemento dietético. A Chlorella absorve a luz nas regiões vermelha e infravermelha próxima do espetro, o que satisfaz uma profundidade suficiente para o local de tratamento durante a aPDT. A Chlorella pode tratar de forma segura e eficaz diferentes doenças orais devido às suas propriedades antimicrobianas e anti-inflamatórias e não é prejudicial para os tecidos circundantes. Hwang et al. salientaram que a terapia fotodinâmica combinada com uma fonte de luz de 405 nm e extractos de pó natural de Chlorella pode reduzir eficazmente o número de células viáveis no biofilme de *S. mutans*, o que pode prevenir a cárie dentária. No entanto, esta abordagem necessita de mais testes em ensaios clínicos bem concebidos(53).

Eritrosina

A eritrosina é um tipo de xanteno que absorve a luz na gama visível, tornando-a útil para a terapia fotodinâmica. Especificamente, absorve luz em comprimentos de onda entre 500 nm e 550 nm, que se sobrepõe à gama utilizada pelas unidades de cura dentária, luz azul e verde. A eritrosina demonstrou ser um fotossensibilizador mais eficaz do que o MB em termos de eliminação de *S. mutans*. Gonçalves et al. verificaram que o pH da eritrosina permaneceu estável e que aPDT mediada pela eritrosina resultou numa redução de seis vezes no número de *Candida albicans (C. albicans)* 2 min após a aplicação(54).

Urucum

As sementes de uma planta brasileira chamada Urucum (ou Urucum) são corantes naturais. O urucum é um composto não tóxico que não é apenas barato, mas também possui atividades antioxidantes e antibacterianas que aliviam a inflamação e promovem a cicatrização na área tratada, o que o torna mais seguro para uso em aplicações médicas. Oliveira et al. realizaram um estudo para explorar as características dos frutos de B. orellana em diferentes cores, como amarelo, verde e vermelho, e os resultados foram empolgantes, pois todos os extractos destes frutos mostraram fortes efeitos antibacterianos, particularmente contra um tipo de bactéria chamada Gram-positiva *S. aureus.* Além disso, foi demonstrado que tem muitas vantagens potenciais como fotossensibilizador para aPDT dentária[55] .

FONTES DE LUZ

A luz é um elemento essencial para a terapia fotodinâmica antibacteriana (TFDA), e as características da luz necessária, por sua vez, definem as fontes de luz mais adequadas. Nesta secção, considere o papel do comprimento de onda da luz e das interacções luz-tecido na APDT[(56)] .

1. O comprimento de onda ideal para o tratamento

Os estudos de APDT *in vitro mostraram* que este método pode ser eficaz para matar uma vasta gama de agentes patogénicos, tanto procariotas como eucariotas. Há mais restrições a considerar quando se efectua a APDT *in vivo.* O comprimento de onda da luz de fotoactivação, crucial para a produção de ROS, tem de ser seguro para as células hospedeiras (humanas). Por conseguinte, a luz ultravioleta (<400 nm) deve ser evitada no tratamento APDT, devido ao seu elevado potencial de mutagénese do ADN, que conduz à oncogénese e à formação de produtos tóxicos de triptofano, tirosina e riboflavina([57]).

A exposição à luz UV (7-25 J cm^2 | durante os estudos *in vivo* resultou em alterações drásticas na derme e na epiderme e promoveu o stress oxidativo. *In vitro,* levou à apoptose de fibroblastos, à formação do supressor de tumores p53 e dímeros de timina, à ocorrência de células de queimadura solar e ao aumento da pigmentação da pele([58]). No entanto, a luz solar UV-B é crucial para os seres humanos produzirem colecalciferol (vitamina D_3), cuja produção é necessária para a homeostase do cálcio e do fosfato. Além disso, a terapia PUVA (psoraleno e ultravioleta A) e a terapia UVB de banda estreita (NB-UVB) baseiam-se na luz UV e são amplamente utilizadas para tratar a psoríase. No entanto, o uso prolongado dos tratamentos acima referidos tem tido efeitos carcinogénicos, incluindo cancros da pele não melanoma (NMSC), carcinomas de células escamosas (SCC) e carcinomas de células basais (BCC)[(59)] .

A possível toxicidade da luz azul foi explorada em estudos sobre linhas celulares. Em 2010, Liebmann et al. investigaram a influência da irradiação solar com comprimentos de onda mais longos nas células da pele humana. A sua investigação demonstrou o efeito citotóxico da luz azul em fluências elevadas (412, 419, 426 nm: 66-100 J cm^2 e 453 nm: >500 J cm^2) em queratinócitos, células endoteliais e linfócitos T em proliferação (redução da proliferação). A diminuição significativa da proliferação causada pela irradiação de luz azul é a base do tratamento da hiperproliferação, por exemplo, contra a psoríase como alternativa à terapia PUVA ([60]).

Oplander et al. também estudaram o efeito da luz azul na pele. Mostraram a dependência da citotoxicidade do comprimento de onda aplicado e definiram a gama de luz azul (400-460 nm) caracterizada por propriedades antiproliferativas. Masson-Meyers *et al., por sua* vez, sugeriram que a luz com um comprimento de onda de 470 nm (apenas com uma fluência de 5 J cm^2) não diminui a cicatrização de feridas fin vitro, *podendo* mesmo estimular o processo de recuperação dos tecidos ([61]).

Um efeito semelhante de uma dose baixa de luz azul foi observado por Mignon et al. em 2016, e foi atribuído ao aumento da produção de colagénio, mas investigações posteriores com várias exposições à luz aplicadas (mais de uma irradiação) mostraram um impacto tóxico da luz com comprimento de onda entre 450 e 590 nm na atividade metabólica celular. A luz azul tem sido considerada nociva para as células epiteliais pigmentares da retina humana (EPR), causando a chamada apoptose induzida pela luz azul (BLIA). A luz azul-verde também é considerada prejudicial para as células da retina ([62]). No entanto, Arnault et al. demonstraram que a luz verde com um comprimento de onda de 550 nm não apresenta efeitos tóxicos no EPR. Não há provas de que a luz verde seja citotóxica para a pele e pode ser aplicada no tratamento de lesões cutâneas([63]). No entanto, em termos gerais, o efeito da luz azul continua a ser objeto de debate, uma vez que os estudos realizados em doentes não demonstraram a toxicidade da luz azul e, de acordo com os melhores dados de investigação clínica disponíveis, não são necessários filtros azuis para proteger os olhos[(64)] .

Curiosamente, no caso da luz vermelha (632, 648 nm) e da luz NIR (850, 940 nm) não se observam efeitos negativos. Nos últimos 50 anos, as terapias com luz vermelha têm sido amplamente investigadas e aplicadas com sucesso no tratamento de várias condições, como a cicatrização de feridas, doenças de pele, lesões cerebrais traumáticas, doenças de Alzheimer e de Parkinson, depressão e doenças inflamatórias. Os comprimentos de onda no vermelho e no infravermelho próximo são os preferidos para a terapia fotodinâmica (seja antimicrobiana ou oncológica) por várias razões. Em primeiro lugar, existem fotossensibilizadores bem conhecidos, como os derivados de clorinas, bacterioclorinas, ftalocianinas e corantes à base de fenotiazina, que absorvem esta gama de luz de forma muito eficiente. Em segundo lugar, a luz vermelha e a luz NIR penetram na pele de forma significativamente mais profunda do que os comprimentos de onda mais curtos e, finalmente, até à data não há provas de que sejam tóxicas para as células([65]).

2. Propagação da luz em tecidos humanos

A propagação da luz nos tecidos é um passo fundamental na PDT, uma vez que a luz tem de atingir o fotossensibilizador no tecido alvo. A luz pode ser reflectida a partir da superfície do tecido e, uma vez no seu interior, pode ser fortemente dispersa e absorvida. De facto, o tecido (incluindo a pele) dispersa a luz tão fortemente que cada raio (ou fotão) pode ser disperso muitas vezes antes de ser absorvido, tornando a propagação da luz no tecido um problema complexo de estudar. A reflectância regular da pele iluminada por luz em incidência normal é de cerca de 47%, e o resto da luz incidente é dispersa ou absorvida no tecido. Por conseguinte, a absorção e a dispersão da luz são os processos dominantes a compreender na interação luz-tecido. A absorção da luz no tecido resulta de diferentes componentes, incluindo água, oxihemoglobina e hemoglobina na epiderme, melanossoma, parede dos vasos e sangue total. Depende do comprimento de onda e pode ser caracterizada pelos coeficientes de absorção μ_a (Λ), como mostra a Fig. 5[(66)] .

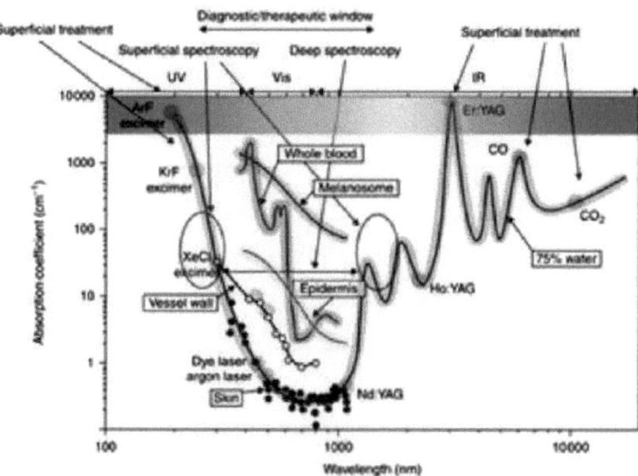

Fig. 5: Espectros de absorção primária de tecidos biológicos e comprimentos de onda de lasers normalmente utilizados em medicina. Reproduzido com autorização de Altschuler e Tuchin.

A dispersão da luz é uma interação entre o fotão e a matéria que altera a direção de propagação do fotão. Ocorre na interface de diferentes componentes dos tecidos devido às diferenças no índice de refração. As estruturas muito mais pequenas do que o comprimento de onda da luz conduzem à dispersão de Rayleigh, enquanto as estruturas comparáveis ou maiores do que o comprimento de onda da luz conduzem à dispersão de Mie.(67) O coeficiente de dispersão é também dependente do comprimento de onda e pode ser representado como μ_s (λ). Na modelação, o coeficiente de dispersão reduzido μ_s (λ) é frequentemente utilizado e é dado por μ_s (λ)=μ_s (1-g) em que o parâmetro de anisotropia *g* é a média do cosseno do ângulo de dispersão. A Fig. 6 mostra o coeficiente de dispersão reduzido dependente do comprimento de onda para diferentes tipos de dispersão(68) . Foram utilizadas diferentes simulações para calcular a propagação da luz nos tecidos para deteção ou cálculo da dose absorvida de luz(69) .

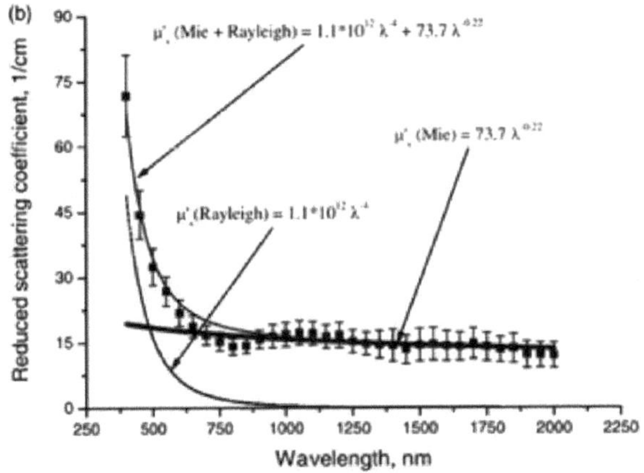

Fig. 6: Coeficiente de dispersão reduzido da pele humana em função do comprimento de onda. Os símbolos mostram a média dos dados experimentais e o desvio padrão representado por linhas verticais. A contribuição da dispersão de Mie e Rayleigh e a sua combinação são também apresentadas. Reproduzido com autorização de A. Bashkatov(68) .

As simulações de Monte Carlo são o método mais utilizado para simular o transporte de luz nos tecidos. São gerados pacotes de fotões e a sua trajetória através do tecido é registada. Uma vez lançado, um fotão percorre uma determinada distância e depara-se com diferentes eventos (absorção, dispersão, reflexão ou transmissão). O fotão muda de direção várias vezes até terminar por fuga do tecido ou absorção no tecido ([70]).

A reflexão ou transmissão é registada quando o fotão escapa do tecido, e a posição do fotão é registada quando é absorvido pelo tecido. A história dos raios registados é então analisada após a conclusão da simulação. À medida que o número de trajectórias de fotões estudadas aumenta, a simulação torna-se mais precisa. Em combinação com valores medidos das propriedades ópticas do tecido, as simulações de Monte Carlo fornecem uma compreensão detalhada da propagação da luz no tecido([56]). A profundidade de penetração da luz é um parâmetro fundamental na avaliação da dose absorvida de luz na terapia fotodinâmica. É normalmente definida como a profundidade a que a intensidade incidente (irradiância) diminui para 1/e do seu valor inicial. A profundidade de penetração da luz pode ser calculada utilizando os coeficientes de absorção e de dispersão reduzidos, o que permite estabelecer uma relação entre o comprimento de onda e a profundidade de penetração da luz na pele, como se mostra na Fig. 7([68]).

Para a terapia fotodinâmica, uma gama de comprimentos de onda comummente utilizada é a de 600-900 nm, porque estes comprimentos de onda são seguros e podem propagar-se mais nos tecidos do que os comprimentos de onda mais curtos([66])([68]). Podemos ver que a profundidade de penetração calculada a 600, 700, 800 e 900 nm é de 1,5, 2,0, 2,3 e 2,5 mm, respetivamente([68]). Além disso, as simulações de Monte Carlo mostraram que a largura do feixe pode afetar a profundidade de penetração. Um aumento da largura do feixe de 1 para 5 mm pode aumentar significativamente a profundidade de penetração, mas um aumento adicional da largura do feixe tem pouco efeito sobre ela[(67)] .

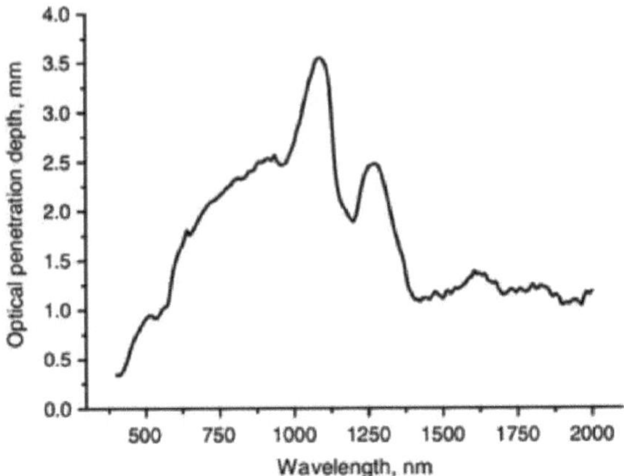

Fig. 7 Profundidade de penetração ótica da luz na pele com comprimentos de onda de 400 a 2000 nm. Reproduzido com a autorização de A. Bashkatov.

3. Fontes de luz e suas propriedades

A luz é crucial para a PDT, uma vez que excita o fotossensibilizador, o que leva à geração de espécies reactivas de oxigénio. Por conseguinte, a fonte de luz é muito importante e tem de cumprir vários requisitos para se conseguir uma PDT eficaz. Em primeiro lugar, o(s) comprimento(s) de onda da fonte de luz tem(m) de ser absorvido(s) pelo fotossensibilizador, pelo que tem(m) de se situar na região do espetro de absorção do fotossensibilizador. Em segundo lugar, como explicado acima, o comprimento de onda deve ser capaz de se propagar suficientemente longe no tecido para o tratamento desejado. Em terceiro lugar, a fonte de luz tem de fornecer uma irradiância de luz suficiente para efetuar a PDT, mas não deve ser tão elevada que cause dor desnecessária devido à geração de calor. Para além da irradiância e do espetro, existem muitos outros parâmetros, como a uniformidade da luz, o tamanho do equipamento, o custo e as questões de segurança, que também devem ser considerados. Nesta secção, serão discutidas as vantagens e desvantagens das diferentes fontes de luz utilizadas na terapia fotodinâmica antimicrobiana([71]).

3.1 Lasers

LASER é o acrónimo de Light Amplification by Stimulated Emission of Radiation (amplificação da luz por emissão estimulada de radiação) e é a fonte de luz mais utilizada na APDT. Os lasers geram luz monocromática, coerente e colimada de elevada irradiância. Existem várias opções populares de lasers para o APDT, como os lasers de iões de árgon, os lasers de corante bombeados por vapor metálico, os lasers de Nd: YAG e os lasers de díodos ([56]). Têm em comum a vantagem de poderem fornecer irradiâncias elevadas, desde centenas de mW cm^2 até vários W cm 2. Estas irradiâncias são superiores às de outras fontes de luz, mas limitadas a uma pequena área de irradiação. A sua estreita largura de banda de emissão pode visar especificamente o pico de absorção dos fotossensibilizadores. No entanto, os comprimentos de onda disponíveis são limitados, daí a utilização de lasers de corantes que utilizam moléculas de corantes orgânicos como meio de ganho, permitindo a geração de uma vasta gama de comprimentos de onda para corresponder à absorção de vários fotossensibilizadores. Embora os lasers estejam amplamente instalados em clínicas, têm algumas limitações, incluindo o facto de serem caros, incómodos, o feixe emitido ser geralmente bastante pequeno e os potenciais problemas de segurança ocular. Por vezes, os lasers são acoplados a feixes de fibras, o que pode ser mais conveniente para fornecer luz a um doente. A caraterística única da luz laser, nomeadamente a sua coerência, não é necessária para a PDT, pelo que uma série de outras fontes de luz são também adequadas para a PDT ([72]).

3.2 Candeeiros

As lâmpadas têm uma história muito longa na terapia com luz, que remonta ao final do século XIX, quando a "lâmpada de Finsen" foi utilizada pela primeira vez para tratar o lúpus vulgar ([73]). Atualmente, existem várias lâmpadas utilizadas na APDT, incluindo lâmpadas de filamento de tungsténio, de arco de xénon, de iodetos metálicos, de sódio e fluorescentes([56]). As lâmpadas são normalmente menos dispendiosas e mais fáceis de manusear do que os lasers e fornecem uma irradiância de luz de vários a centenas de mW cm^2. Ao contrário dos lasers, as lâmpadas, como as lâmpadas de sódio e as lâmpadas fluorescentes, podem ser utilizadas para o tratamento de grandes áreas sem acoplamento a fibras([72]). Além disso, as lâmpadas de banda larga emitem uma vasta gama de comprimentos de onda que podem abranger todo o espetro visível, incluindo a absorção de muitos fotossensibilizadores habitualmente utilizados. No entanto, os efeitos adversos, como a geração de calor pela luz infravermelha e os danos nos tecidos pela luz ultravioleta, podem causar problemas. Por esta razão, são normalmente aplicados filtros espectrais para cortar os comprimentos de onda que não correspondem à absorção do fotossensibilizador. O espetro das lâmpadas filtradas para APDT dependerá finalmente dos filtros aplicados, sendo que a largura de banda varia normalmente entre 10 e 100 nm. As lâmpadas filtradas apresentam algumas limitações, como a dimensão do equipamento, os filtros espectrais dispendiosos e a baixa eficiência, devido à combinação da eficiência limitada da própria lâmpada com o facto de uma fração significativa da emissão de luz ser bloqueada pelos filtros ([56]).

3.3 Díodos emissores de luz (LEDs)

Os LED são uma fonte de luz comum em que uma tensão é aplicada a um semicondutor, levando à injeção de cargas e à emissão de luz. O semicondutor pode ser um material inorgânico (como o GaAs ou o GaN) ou um semicondutor orgânico. No entanto, na prática, o termo "LED" é utilizado para os LED de semicondutores inorgânicos e os LED orgânicos são designados por "OLED". Os LEDs são amplamente utilizados em iluminação e ecrãs, sendo também utilizados como fontes de luz para tratamentos médicos. Os materiais normalmente utilizados para os LEDs são InGaN, AlGaInP, AlGaAs e GaP. O comprimento de onda de emissão é determinado pelo intervalo de banda do semicondutor e pode variar entre as regiões UV e infravermelha do espetro, consoante o material. Muitos LED (especialmente os visíveis e os infravermelhos próximos) são de baixo custo em comparação com outras fontes de luz e podem fornecer irradiações elevadas até centenas de mW cm^2 de uma forma eficiente em termos energéticos. Tal como as lâmpadas, os LED não são monocromáticos nem coerentes, mas o seu espetro de emissão é muito mais estreito - tipicamente 20-40 nm de largura. Os comprimentos de onda de emissão dos LED abrangem a maioria dos fotossensibilizadores, pelo que os LED podem ser seleccionados para corresponder à absorção de um fotossensibilizador e utilizados sem filtro([74]).

Os LEDs podem ser montados em conjuntos para tratamento de grandes áreas. Atualmente, os dispositivos de PDT baseados em LEDs são utilizados em hospitais e clínicas, mas continuam a ser grandes e pesados. No entanto, uma vez que os LEDs individuais são pequenos, é possível fabricar conjuntos de LEDs em dispositivos mais pequenos e portáteis. Uma consideração importante em todos os dispositivos baseados em LED é a forma de obter uma iluminação uniforme. Isto porque os LEDs são efetivamente fontes pontuais e, por isso, um conjunto de LEDs será naturalmente mais brilhante em cada LED do que no meio. No caso das grandes fontes de luz LED hospitalares, este problema é ultrapassado colocando o conjunto a uma distância (~10 cm) do doente, de modo a que a luz dos LEDs vizinhos se sobreponha quando chega ao doente. No caso de um dispositivo de vestir, a luz tem de ser espalhada por difusores, o que leva a alguma perda, e também significa que a fonte de luz precisa de alguma espessura (~1 cm) para permitir que a luz se espalhe ([75]).

3.4 Díodos orgânicos emissores de luz (OLED)

Para além dos semicondutores inorgânicos acima referidos, existem também os semicondutores orgânicos. Estes são materiais à base de carbono que são conjugados, levando a uma extensa deslocalização de electrões e a propriedades semicondutoras. Em contraste com os semicondutores inorgânicos, que são materiais rígidos, frágeis e cristalinos cultivados epitaxialmente, os semicondutores orgânicos são frequentemente amorfos e flexíveis. Podem ser facilmente depositados a partir de uma solução ou por evaporação e as suas propriedades podem ser ajustadas através da alteração da sua estrutura química. Esta combinação de fabrico simples, flexibilidade e possibilidade de ajustar a emissão no visível significa que os OLED são agora amplamente utilizados para fabricar ecrãs de telemóveis vivos e atraentes, e cada vez mais utilizados em televisores([76]).

Os OLED são leves, finos e fáceis de fabricar por evaporação ou por processos baseados em soluções. São intrinsecamente fontes de luz de área (em contraste com os LED inorgânicos, que são geralmente fontes de luz pontuais), pelo que são muito adequados para iluminar uma área uniformemente, como se pretende na PDT. Os OLED podem também ser flexíveis, o que lhes permite adaptarem-se à pele humana. Os comprimentos de onda de emissão disponíveis variam entre o UV próximo e o NIR, com uma largura de banda de emissão típica de 60-100 nm. O comprimento de onda pode ser ajustado alterando a estrutura química do emissor e ajustado com precisão utilizando estruturas de microcavidades([56])([76]). Os primeiros estudos sobre a terapia fotodinâmica mediada por OLED são encorajadores e sugerem que os OLED podem tornar-se a fonte de luz ideal para a PDT ambulatória. Até à data, os OLED proporcionam uma irradiância de emissão mais baixa (cerca de 5 mW cm 2) do que a maioria das outras fontes de luz, mas estão a ser feitos progressos no sentido de se obterem potências de luz mais elevadas. A irradiância mais baixa requer um tempo de exposição mais longo para se obter uma determinada exposição radiante de luz, mas isto é aceitável para um dispositivo ambulatório e tem o potencial de reduzir a dor normalmente sentida na PDT([77]).

3.5 Luz do dia

Para além das fontes de luz artificial, a PDT com recurso à luz do dia tem sido promovida nos últimos anos. A TFD com luz do dia utiliza a luz solar, que tem uma vasta gama espetral, desde a região UV à região IR, pelo que existem muitos fotossensibilizadores disponíveis que podem ser utilizados. Tem algumas características atractivas: é gratuita, pode ser acedida sem necessidade de visitar clínicas e pode iluminar uma área muito grande com elevada uniformidade ([78]). Estas características significam que a PDT à luz do dia tem sido utilizada com sucesso para tratar a queratose actínica no couro cabeludo. No entanto, como a luz solar tem uma irradiância muito variável, a exposição radiante é mal controlada na PDT à luz do dia. Uma vez que a PDT à luz do dia é suscetível de ser utilizada em situações como a cicatrização de feridas, e estas podem estar localizadas em muitas zonas do corpo, é provável que a PDT à luz do dia seja menos adequada para a PDT do que para o tratamento da queratose actínica([79]).

Outras fontes de luz

Para além das fontes de luz acima descritas, alguns estudos da APDT referem simplesmente a utilização de fontes de luz "não coerentes" ou "não térmicas" sem fornecerem pormenores sobre a fonte de luz efetivamente utilizada. Mesmo que sejam apresentados os parâmetros essenciais da luz, como a exposição radiante, a irradiância da luz, a potência de saída ou o comprimento de onda, pode haver dúvidas sobre o tipo de fonte de luz, o modo de funcionamento, o aspeto do dispositivo ou a dimensão da área de irradiação. Há também relatos ocasionais de outras fontes de luz, tais como sistemas de endoscopia, fotopolimerizadores e díodos supra-luminosos (SLD)([56]).

EFEITO DO PDT NOS BIOFILMES DA PLACA BACTERIANA

De acordo com Marsh (2004), a placa dentária pode ser definida como "a comunidade diversificada de microrganismos que se encontra na superfície do dente sob a forma de biofilme, embebida numa matriz extracelular de polímeros de origem microbiana do hospedeiro" ([80]). O estudo de Socransky et al. em 2002 e Kumar et al. em 2005 demonstrou que as bactérias comensais da microflora da placa dentária (colonização precoce) são importantes para a preservação da saúde oral e para evitar doenças orais([81]).

As alterações ecológicas da microflora dentária comensal (colonização de colonizadores iniciais por colonizadores tardios) devido a perturbações ambientais, tais como a ingestão excessiva de açúcar e a acumulação excessiva de placa bacteriana, podem levar da saúde dentária a cáries e doenças periodontais ([82]). A escovagem dos dentes e a utilização de antibacterianos tópicos são os métodos convencionais para a remoção e controlo da placa bacteriana. No entanto, estes métodos nem sempre são eficazes, adequados ou possíveis. A maioria das crianças, adolescentes e adultos não consegue atingir um padrão de controlo diário da placa bacteriana consistente com uma boa saúde oral. Além disso, a remoção mecânica da placa bacteriana através da escovagem dos dentes pode não ser tolerada por grupos específicos de doentes, como os portadores de deficiências físicas, os doentes com problemas de saúde (como os doentes com epidermólise bolhosa) e as crianças mais novas. Cada vez mais, existe também a preocupação com o acesso limitado dos agentes antibacterianos tópicos aos biofilmes da placa bacteriana e com a resistência bacteriana tanto aos antibacterianos como aos antibióticos([83]). Por conseguinte, seria vantajoso desenvolver estratégias alternativas para a prevenção da cárie dentária e da doença periodontal. Uma dessas alternativas é a terapia fotodinâmica (PDT). Nas doses utilizadas, é usada luz ou um fotossensibilizador isolado para facilitar o direcionamento do tratamento através da aplicação adequada da luz (Fig. 8)[(82)].

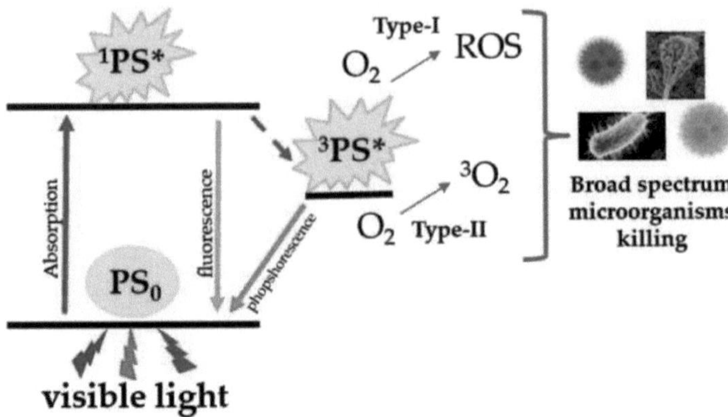

Fig. 8: Ilustração esquemática da ação fotodinâmica

A OMS publicou recentemente uma análise global da saúde oral que sublinhava que, apesar de grandes melhorias na saúde oral das populações em vários países, persistiam ainda problemas globais graves ([84]). A cavidade oral humana possui um ecossistema diversificado que inclui mais de 700 espécies de microrganismos, incluindo bactérias, archaea, fungos e vírus. Cada vez mais provas indicam que o microbiota contribui para doenças orais infecciosas, incluindo cáries, doenças periodontais, infecções endodônticas, etc.([85]).

A cárie dentária e as doenças periodontais são as doenças orais infecciosas bacterianas mais prevalentes nos seres humanos em todo o mundo. As doenças periodontais graves (periodontite) são a principal causa de perda múltipla de dentes e edentulismo em adultos. A cárie dentária é a doença crónica mais comum da infância. Os dados do Global Burden of Disease Study em 2010 mostraram que o peso global das doenças periodontais, do cancro oral e da cárie aumentou acentuadamente, em média 45,6%, de 1990 a 2010(86). Por exemplo, a pulpite é causada por bactérias e seus produtos que entram na polpa através de uma lesão de cárie profunda ou de uma obturação com fugas([87]). Além disso, na periodontite apical, as bactérias podem invadir e colonizar todo o sistema de canais radiculares. Além disso, com os microrganismos infecciosos a residir no canal principal, as bactérias podem penetrar do canal radicular principal para os túbulos dentinários, canais laterais e outras irregularidades do canal, levando a infecções endodônticas secundárias. De facto, estudos demonstraram que a invasão da dentina ocorreu em 50-

80% dos dentes com periodontite apical([88])([89]).

Os antibióticos são normalmente aplicados no tratamento destas doenças infecciosas orais. No entanto, foi demonstrado que a concentração mínima de antibiótico para a erradicação do biofilme bacteriano era difícil de alcançar in vivo. Para além disso, houve uma preocupação crescente com o abuso de antibióticos devido à resistência bacteriana aos medicamentos. Recentemente, a terapia fotodinâmica antimicrobiana (aPDT) foi investigada como uma modalidade terapêutica antibacteriana promissora para eliminar as deficiências acima mencionadas([90]).

A eritrosina é um dos fotossensibilizadores que têm sido utilizados na PDT com o objetivo de controlar os biofilmes da placa dentária. A eritrosina já é utilizada com sucesso na clínica dentária como solução reveladora de placa bacteriana ([91]).

Wood et al. (2006), no seu modelo in vitro, avaliaram a eficácia da eritrosina na eliminação de bactérias activada pela luz com a de dois outros fotossensibilizadores (fotofrina e azul de metileno). Biofilmes de Streptococcus mutans com uma espessura de 200 lm foram incubados com cada fotossensibilizador com uma concentração de 22 lM. Os biofilmes foram então irradiados com luz branca durante 15 minutos. Verificou-se que a eritrosina era mais eficaz do que a fotofrina e o azul de metileno[(92)].

Estudos demonstraram que as bactérias Gram-positivas são susceptíveis à fotoinactivação. Por outro lado, as bactérias Gram-negativas têm sido resistentes à ação fotodinâmica, a não ser que a permeabilidade da sua membrana externa seja modificada por Tris/EDTA ou polimixina B não peptídica. As espécies Gram-negativas mostraram uma maior suscetibilidade à ação fotodinâmica após a aplicação de um PS com carga catiónica, incluindo fenotiazinas catiónicas como o azul de toluidina O e o azul de metileno ([93]).

A combinação PS/luz conseguiu matar quase 90% das espécies de placa dentária humana. Em biofilmes de A. naeslundii, a microscopia confocal de varrimento a laser (CSLM) revelou que as ondas fotomecânicas (PW) eram suficientes para induzir um aumento de 50% na profundidade de penetração do conjugado pL-ce6 no biofilme. Isto permitiu a sua destruição (99% de morte) após a terapia fotodinâmica (PDT). A fotodestruição da placa dentária assistida por PW pode ser uma ferramenta potencialmente poderosa para o tratamento da doença periodontal destrutiva crónica([94]).

EFEITO DA PDT NOS TECIDOS DAS MUCOSAS

O epitélio na área dentogengival actua como uma barreira primária para a invasão de estímulos nocivos. Pode também atuar como uma barreira à penetração de fotossensibilizadores. A espessa camada de epitélio gengival estratificado e queratinizado actua como uma barreira à difusão de fotossensibilizadores hidrossolúveis. O epitélio sulcular apresenta maior penetração devido à sua não queratinização. A penetração bacteriana nas células epiteliais e no tecido conjuntivo é muito importante na periodontite. A Porphyromonas gingivalis e a Aggregatibacter actinomycetemcomitans podem infiltrar-se nos tecidos periodontais através da barreira epitelial; a sua eliminação é, por conseguinte, possível através da PDT. A absorção pelas células epiteliais depende do tempo de incubação, desde a aplicação do fotossensibilizador até à sua ativação pela luz. A maioria dos estudos utilizou um tempo de incubação relativamente curto. Isto reduz a absorção total das células e a ligação à membrana plasmática em vez de ser internalizada. Assim, as espécies reactivas de oxigénio geradas à superfície têm muito menos probabilidades de se difundirem para uma localização intracelular mais sensível do que no caso das bactérias. Esta pode ser a razão pela qual estas células não são afectadas ([95]).

A possibilidade de efeitos adversos nos tecidos do hospedeiro tem sido frequentemente apontada como uma possível desvantagem da utilização da TFD no tratamento de doenças infecciosas. A PDT para o tratamento periodontal in vivo exigiria um regime terapêutico em que as bactérias fossem mortas sem danificar os tecidos adjacentes. Modelos animais in vitro e in vivo sugerem que isto pode não ser um problema, uma vez que as concentrações de fotossensibilizador e as doses de energia luminosa necessárias para matar o organismo infetante têm pouco efeito nos tecidos adjacentes do hospedeiro([96]). Estudos in vivo em animais utilizando o corante azul de toludina não registaram alterações adversas no epitélio e no tecido conjuntivo subjacente([97]).

Os fibroblastos orais não foram afectados (in vitro). Uma combinação de azul de metileno (100 microg m /L) e luz visível (42 mW/cm) em queratinócitos cutâneos mostrou que as células eram mortas 18-200 vezes mais lentamente. Alguns estudos registaram efeitos adversos nos tecidos orais e nas glândulas salivares. O BPD, um derivado hidrofóbico da porfirina semelhante ao cloro, é muito fototóxico para as células epiteliais orais (HCPC-1) in vitro devido à sua rápida penetração na membrana celular e à sua localização num local intracelular muito sensível ao fotodano[95] .

Ulceração gengival, necrose muscular e sialometaplasia necrosante das glândulas salivares foram observadas em coelhos após a administração sistémica de ftalocinanina dissulfonada (5 mg / kg e 20 J a 675 nm)([98]). O derivado de hematoporfirina resultou na formação de vesículas na língua com edema, infiltração celular e redução do número de vasos, mas as fibras musculares permaneceram intactas. Clinicamente, é importante assegurar que o efeito dos sensibilizadores nas células epiteliais e nos tecidos conjuntivos é mínimo. A profundidade de penetração no epitélio depende do tipo de fotossensibilizador e do tempo de incubação. Atualmente, os efeitos do fotossensibilizador não são de apoio no tratamento das doenças periodontais. Apenas alguns fotossensibilizadores demonstraram não ter efeitos adversos nos tecidos orais e gengivais[99] .

PDT NA PERIODONTITE

A etiologia da periodontite é multifatorial, o que resulta em dificuldades terapêuticas. As bactérias (periodontopatógenos), consideradas como um dos principais fatores desta doença devido à sua capacidade de crescimento em biofilmes, estão fora do alcance dos agentes químicos antimicrobianos. Além disso, a complexidade anatómica das raízes dentárias predispõe ao desenvolvimento de muitos nichos para depósitos bacterianos, tornando a erradicação dos periodontopatógenos mais difícil, tanto mecânica como quimicamente([100]). Além disso, alguns periodontopatógenos (por exemplo, Aggregatibacter actinomycetemcomitans) podem penetrar e persistir nas células epiteliais das bolsas periodontais e da gengiva externa, evitando assim a imunidade do hospedeiro e os medicamentos antimicrobianos convencionais. Neste caso, a utilização de terapia antibiótica sistémica é limitada pela CIM (concentração inibitória mínima) do fármaco, que é difícil de alcançar no GCF (fluido crevicular gengival) e dificilmente possível nos biofilmes bacterianos. Além disso, existe também o problema do aumento da resistência bacteriana ([101]).

É do conhecimento geral que o sucesso do tratamento da periodontite crónica depende da remoção dos periodontopatógenos e dos seus produtos tóxicos, como o lipopolissacarídeo, da superfície da raiz dentária e dos tecidos moles periodontais, bem como da neutralização das citocinas pró-inflamatórias do hospedeiro([102]). O tratamento convencional, como a destartarização e o alisamento radicular (SRP), não elimina completamente os agentes patogénicos periodontais, especialmente em bolsas periodontais profundas; além disso, não impede que este microrganismo penetre no tecido periodontal. Finalmente, isto predispõe as bolsas periodontais à recolonização, recidivas da doença e cronicização ([10] 3).

Muitos estudos demonstraram que as bactérias periodontais demonstram suscetibilidade à terapia fotodinâmica na fase planctónica, bem como em biofilmes([104]). No entanto, a erradicação bacteriana dos biofilmes derivados da placa dentária ainda se encontra a um nível inferior em comparação com a condição planctónica. O estudo de Fontana et al. confirmou este facto. O objetivo deste estudo foi avaliar a eficácia da terapia fotodinâmica mediada por azul de metileno tanto na fase planctónica como na fase de biofilme. A terapia fotodinâmica eliminou aproximadamente 63% das bactérias na fase planctónica, enquanto que apenas 32% das bactérias nos biofilmes, que derivaram das mesmas amostras de placa. Além disso, em ambos os casos, observou-se uma menor percentagem de bactérias persistentes quando a concentração do fotossensibilizador foi de 50 µg em vez de 25 µg. Apesar da menor eficácia da terapia fotodinâmica na redução das bactérias do biofilme em comparação com as bactérias planctónicas, a diferença foi apenas de duas vezes, enquanto que os antibióticos foram relatados como sendo aproximadamente 250 vezes menos eficazes nestas condições([105]).

A utilização de outro fotossensibilizador na aPDT, como o azul de toluidina O, a clorina e6 ou a poli-L-lisina, também não conseguiu erradicar completamente os microrganismos dos biofilmes dentários([105]). As explicações prováveis para a menor eficácia da terapia fotodinâmica em biofilmes derivados da placa dentária são as seguintes:

- A suscetibilidade reduzida à aPDT pode estar relacionada com os fenótipos distintos e protegidos expressos pelos microrganismos da placa dentária assim que se fixam ao dente. Estas alterações fenotípicas, que são críticas para o desenvolvimento da resistência do biofilme dentário, são ainda mantidas pelas bactérias em suspensão([106]).
- Os efeitos da aPDT mediada pelo azul de metileno podem estar relacionados com a inativação do fotossensibilizador e a sua penetração reduzida pode resultar da presença de proteínas derivadas tanto da saliva como do fluido crevicular gengival([107]).
- Foi demonstrado que os fotossensibilizadores à base de fenotiazina, incluindo o azul de metileno e o azul de toluidina O, são substratos de bombas de resistência a múltiplos fármacos em bactérias([108]).
- As bactérias do biofilme podem existir num estado de crescimento lento ou de fome ([109]).

Nos estudos de Fontana et al., a suscetibilidade reduzida dos biofilmes foi causada pela penetração reduzida do azul de metileno num biofilme e pela sua retenção nas camadas exteriores dos aglomerados de biofilme, conforme revelado pela microscopia confocal de varrimento a laser[(105)] . Foram obtidos resultados semelhantes por O'Neill et al. que estudaram aPDT mediada por azul de toluidina. Foi sugerido que os canais de água podem transportar solutos para dentro ou para fora das profundezas de um biofilme, mas não garantem o acesso ao interior dos aglomerados de células([110]), cujo diâmetro pode variar entre 20 e 600 µm([111]).

Recentemente, tem sido dada atenção a substâncias concebidas para atuar sobre a matriz do biofilme ou sobre bactérias que não crescem (células persistentes) no interior dos biofilmes. Entre estas, contam-se os bacteriófagos e os péptidos antimicrobianos naturais ou sintéticos, que actuam contra as bactérias sem o aparecimento de resistência. A terapia direccionada utilizando apenas luz, conjugados ou nanopartículas de anticorpo-fotossensibilizador e bacteriófago-fotossensibilizador tem ganho cada vez mais atenção([112]). A fototerapia actua matando as bactérias, especialmente as que têm o seu próprio fotossensibilizador natural. Está particularmente preocupada com os periodontopatógenos orais de pigmentação negra. Espécies como a Porphyromonas gingivalis, a Prevotella intermedia, a Prevotella nigrescens e a Prevotella melaninogenica são responsáveis pelo aumento da tendência hemorrágica da gengivite de longa duração e pelo desenvolvimento da periodontite ([113]). Além disso, estão associadas à patogénese das doenças cardiovasculares. As Prevotella spp. também foram reconhecidas como potenciais produtoras de compostos de enxofre voláteis responsáveis pelo mau odor oral (halitose)([114]).

Os estudos de Soukos e Goodson mostraram que a luz de banda larga, variando de 380 a 520 nm, foi capaz de alcançar uma redução de três vezes no crescimento de P. gingivalis e Prevotella spp.([112]). Noutro estudo, verificou-se uma redução nos níveis de compostos voláteis de enxofre após a exposição da microflora salivar humana a luz azul de 400-500 nm, sugerindo que este tipo de luz pode ser aplicável no tratamento da halitose([110]). Em indivíduos saudáveis, a placa dentária permanece estável durante longos períodos de tempo devido a um equilíbrio dinâmico entre os membros residentes da sua comunidade microbiana. Uma quebra da homeostase microbiana leva a um aumento do número de agentes patogénicos([115]). Assim, neste caso, a supressão específica dos principais agentes patogénicos pode resultar num aumento da flora microbiana associada à saúde oral. Com base nestas questões, a luz visível poderia ser utilizada profilaticamente para reduzir os níveis de bactérias pigmentadas de preto associadas à gengivite, periodontite e halitose.

A exposição diária e muito curta das bolsas periodontais à luz azul visível em seres humanos com gengivite, periodontite e mau odor pode ter um impacto na redução da hemorragia na gengivite e da inflamação na periodontite, e curar o mau odor oral ([112]). As vantagens desta nova técnica são as seguintes:

- Aplicação rápida e indolor da luz.
- Seletividade do seu efeito.
- Penetração total da placa dentária pela luz.
- Ausência de fototoxicidade para as células humanas.
- Não tem efeitos no paladar.
- Possíveis benefícios clínicos e microbiológicos com um impacto mínimo no microbiota natural[(112)].

A terapia direccionada utilizando anticorpos conjugados com fotossensibilizadores é útil principalmente no tratamento de doenças malignas. A morte selectiva de Porphyromonas gingivalis foi conseguida em fibroblastos gengivais humanos utilizando um anticorpo monoclonal murino contra o lipopolissacárido de Porphyromonas gingivalis conjugado com azul de toluidina O. A Fig. 10 mostra a conceção da PDT para o tratamento periodontal utilizando o fotossensibilizador azul de toluidina ([11] 6).

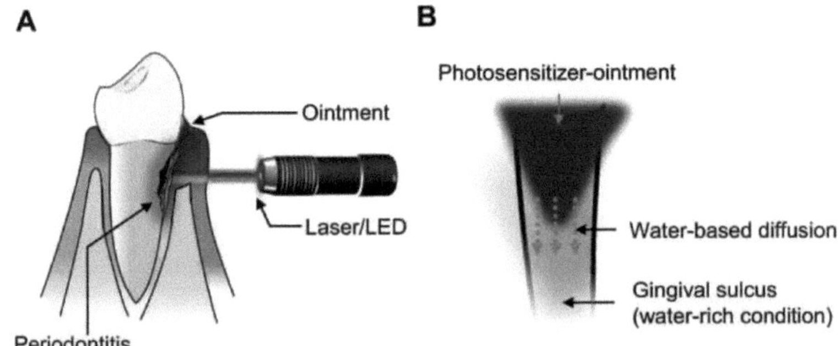

Fig. 10: Conceção da PDT para o tratamento periodontal. (A) Descrição ilustrada da estratégia de PDT para o tratamento da periodontite utilizando a formulação de pomada com fotossensibilizador azul de toluidina (TBO). (B) Desenho da pomada para que a PDT seja difundida (ou libertada) na área do sulco rica em água.

O potencial terapêutico destas abordagens para o direcionamento das bactérias está associado a um risco mínimo de danos nas células hospedeiras. Assim, estas abordagens são um motivo para uma maior exploração através de estudos in vitro e em animais([112]).

A terapia fotodinâmica antimicrobiana é normalmente utilizada isoladamente ou como adjuvante da destartarização e do alisamento radicular no tratamento da periodontite. A aPDT mediada por azul de metileno utilizando o Periowave (Ondine Biopharma, Vancouver, Canadá) ou a aPDT mediada por cloreto de fenotiazina utilizando um sistema fotodinâmico HELBO (Grieskirchen, Áustria) é geralmente aplicada em estudos clínicos da seguinte forma: o fotossensibilizador é aplicado diretamente nas bolsas dentárias durante 60 s, seguido de exposição à luz vermelha com um comprimento de onda de 670 nm através de uma sonda de fibra ótica durante 60 s por bolsa ou por dente (10 s por local, seis locais no total). A potência de saída é de 140-150 mW e a densidade de energia de 10-20 J/cm2 utilizando o sistema Periowave, enquanto a potência de saída média nos sistemas fotodinâmicos HELBO é de 75 mW[(104)].

A suscetibilidade à destruição de bactérias por PDT é diferente entre espécies Gram positivas e Gram negativas. As bactérias Gram-positivas são mais susceptíveis à fotoinactivação do que as Gram-negativas. As variações estruturais na sua membrana citoplasmática são responsáveis pela maior suscetibilidade das bactérias Gram-positivas à ligação aos fotossensibilizadores. Nas bactérias Gram-positivas, a membrana citoplasmática externa relativamente porosa, os peptidoglicanos e o ácido lipoteicóico fora da camada citoplasmática permitem que o fotossensibilizador neutro ou aniónico se ligue eficazmente e se difunda nos locais sensíveis. Nas bactérias Gram negativas, a estrutura da membrana externa é mais complexa, formando uma barreira física e funcional entre a célula e o seu ambiente, dificultando assim o acesso do fotossensibilizador aos locais-alvo internos([117]).

No entanto, esta difusão pode ser reforçada por:

1) Ligação do sensibilizador a uma molécula policatiónica (poli-L-lisina-cloro, polimixina B nonapeptídeo). Estes enfraquecem as interacções intermoleculares dos constituintes do lipopolissacárido, desorganizam a estrutura e tornam-na permeável aos fármacos, permitindo-lhes atravessar a membrana externa ([118]).

2) Utilização de agentes activos de membrana (tratamento com tris-EDTA), que libertam lipopolissacárido ou a indução de competência com o agente patogénico sensibilizado ([119]).

3) Conjugação do sensibilizador com anticorpos monoclonais que se ligam a antigénios específicos da superfície celular ([116]).

A absorção selectiva de fotossensibilizadores pelas bactérias pode ser melhorada através da conjugação com vários péptidos. Por exemplo, os conjugados de poli-L-lisina (pL)-cloro e6 matam P. gingivalis sem afetar a viabilidade das células epiteliais. O polipéptido policátionico de lisina é responsável pela ligação inicial do fotossensibilizador às bactérias devido à sua semelhança estrutural com os péptidos antimicrobianos que causam a lise celular([95]). Foi demonstrado que a ligação do azul de toludina O a um anticorpo monoclonal inativa o lipopolissacarídeo de P. gingivalis. Por conseguinte, os fotossensibilizadores conjugados são benéficos para atacar bactérias ou factores de virulência específicos sem danificar as células epiteliais[(116)].

O papel dos factores de virulência na patogénese das doenças periodontais está bem documentado. Os lipopolissacarídeos possuem um amplo espetro de actividades imunológicas e endotoxinas. Pode causar a ativação de macrófagos, a produção de interleucina-1, a libertação de prostaglandina E2, a reação local de Schwartzman e é um potente estimulador da reabsorção óssea em doenças periodontais inflamatórias. A endotoxina na superfície radicular inibe a reinserção das fibras no cemento. A PDT tem outra vantagem na inativação de factores de virulência segregados por microrganismos. Após a exposição de P. gingivalis ao laser He-Ne de baixa energia (632 nm) e ao TBO (25 um / ml), a atividade do lipopolissacarídeo e a secreção de IL-1 das células mononucleares periféricas humanas expostas a esse tratamento foram significativamente reduzidas([120]). Além disso, houve uma diminuição substancial, dependente da dose de luz, na atividade proteolítica (94 por cento) de P. gingivalis. Estes efeitos podem ser benéficos no tratamento de infecções causadas por estes organismos[(121)].

Foram propostos dois mecanismos básicos para explicar os danos letais causados às bactérias pela TFD: (1) danos no ADN e (2) danos na membrana citoplasmática, permitindo a fuga de conteúdos celulares ou a inativação de sistemas de transporte e enzimas da membrana. Foram detectadas quebras no ADN de cadeia simples e dupla, bem como o desaparecimento da fração superenrolada do plasmídeo, tanto em espécies Gram-positivas como Gram-negativas, após a TFD com uma vasta gama de tipos estruturais de fotossensibilizadores. Embora ocorram danos no ADN, estes podem não ser a causa principal da morte celular bacteriana ([117]).

A alteração das proteínas da membrana citoplasmática, a perturbação da síntese da parede celular e o aparecimento de uma estrutura multilamelar perto do septo das células em divisão, juntamente com a perda de iões de potássio das células, podem ser outras formas possíveis de morte bacteriana([122]). Foi levantada a hipótese de os fotossensibilizadores que actuam principalmente através de mecanismos do tipo I penetrarem na membrana externa das bactérias Gram negativas, enquanto os fotossensibilizadores do tipo II penetram mais eficazmente na membrana externa das bactérias Gram positivas([117]). A atividade bactericida da PDT depende de vários factores. A carga superficial do fotossensibilizador determina a sua ligação à membrana celular. A interação eletrostática entre a superfície positivamente carregada do fotossensibilizador e a membrana negativamente carregada da bactéria pode afetar a morte bacteriana. Numa experiência in vitro, a conjugação policatiónica de moléculas ce6 com pL (concentração de 5 lM) em P. gingivalis produziu uma morte de 99% e em A. viscosus >99,99% após um minuto de incubação após exposição à luz vermelha durante 10 minutos de uma forma dependente da concentração. O polipéptido policatiónico carregado, a lisina, é provavelmente responsável pela ligação inicial às bactérias[(95)] . Mas mesmo os compostos fotossensibilizadores não catiónicos, como os conjugados porfoceno-polilisina, são utilizados na inativação de bactérias Gram-positivas e Gram-negativas, desde que estejam ligados a uma porção de polilisina[(123)] .

As condições ambientais que rodeiam as bactérias podem influenciar a ligação eficaz dos fotossensibilizadores. Estudos in vitro demonstraram que o meio de cultura ágar-sangue, o teor de hemina e o pH do meio utilizado podem inibir a ligação do fotossensibilizador aos agentes patogénicos. O sangue contido nos meios de cultura adsorve a parte da luz laser, a hemina compete com os locais de ligação do fotossensibilizador e os subprodutos metabólicos bacterianos alteram o pH do meio. Todos estes factores alteram a ligação dos fotossensibilizadores aos locais-alvo, resultando numa menor ligação e numa fotoinativação reduzida[(124)] . No entanto, as espécies de pigmentação negra, como P. gingivalis, Prevotella intermedia e Prevotella nigrescens, são mais susceptíveis à eliminação por fotossensibilização letal. Intracelularmente, acumulam várias quantidades de diferentes moléculas de porfirina (P. intermedia 267 ng / mg, P. nigrescens 47 ng / mg, P. melaninogenica 41 ng / mg e P. gingivalis 2,2 ng / mg), juntamente com quantidades variáveis de protoporfirina IX sem ferro. Estas porfirinas fotossensíveis absorvem a luz visível em diferentes comprimentos de onda e diferentes níveis de energia e aumentam o efeito mortífero[(125)] .

Vários estudos in vitro mostraram que os microrganismos periodontais são mortos mais de 4-5 vezes em concentrações micromolares após tempos de incubação tão curtos como 5-10 minutos e irradiação em condições experimentais moderadas, tais como taxas de fluência de cerca de 50 mW/cm2 e tempos de irradiação inferiores a 15 minutos([126]). Não é claro se a PDT pode ser implementada clinicamente como um procedimento anti-infecioso bem sucedido nas doenças periodontais, devido à falta de estudos clínicos controlados. No entanto, a aplicabilidade clínica da PDT no tratamento da periodontite foi testada no tratamento não cirúrgico da periodontite agressiva. A PDT e o tratamento periodontal não-cirúrgico mostram resultados clínicos semelhantes na avaliação de três meses, sem diferença nas concentrações creviculares de TNF-a e RANKL no intervalo de 30 dias([127]). Noutro estudo, apenas a hemorragia à sondagem diminuiu significativamente quando comparada com outros parâmetros no intervalo de seis meses([128]). No entanto, também foi referido que a PDT, como adjuvante do tratamento periodontal não cirúrgico, melhora os resultados clínicos. Neste estudo de três meses de boca dividida, a hemorragia gengival, a profundidade de sondagem, a recessão gengival, o nível de inserção e as taxas de fluxo do fluido crevicular gengival diminuíram significativamente, mostrando um maior impacto da PDT nos locais tratados([129]). Além disso, foi registada uma redução da recessão gengival em comparação com a terapia periodontal não cirúrgica em doentes com periodontite agressiva([130]).

Um estudo efectuado por Christodoulides et al. em 2008 comparou o efeito fotossensibilizador do cloreto de fenotiazina a 1%. A SRP com PDT foi realizada no grupo de teste, enquanto apenas a SRP foi realizada no grupo de controlo. A irradiação foi efectuada com um laser de díodo com um comprimento de onda de 670 nm. A exposição à radiação foi de 3,6 J/cm^2 . O grupo de teste apresentou uma CAL de 0,7 +/- 0,3 e o grupo de controlo apresentou uma CAL de 0,5 +/- 0,5. A PPD nos grupos de teste e de controlo foi de 0,9 +/- 0,3 e 0,7 +/- 0,7, respetivamente. Não foi observada qualquer diferença estatística entre os dois grupos em termos de resultados bacterianos ([131]).

Hill et al. estudaram o efeito do verde de indocianina a 0,01% em 2019, tendo efectuado SRP com PDT no grupo de teste e apenas SRP no grupo de controlo. A irradiação com laser de díodo foi efectuada com um comprimento de onda de 808 nm e a exposição à radiação foi de 2829 J/cm^2 . O grupo de teste teve uma CAL de 2,31 +/- 1,73 e o grupo de controlo teve uma CAL de 1,33 +/1,59. A PPD nos grupos de teste e de controlo foi de 2,2 +/- 1,19 e 1,38 +/- 1,1, respetivamente. Observou-se uma redução de Pi, Td e Pg no grupo de teste, enquanto o grupo de controlo apenas apresentou uma redução de Pg[(132)] .

Husejnagic et al. efectuaram um estudo com cloreto de fenotiazina a 0,01% em 2019. Realizaram SRP com PDT no grupo de teste e SRP apenas no grupo de controlo. A irradiação LED foi administrada no comprimento de onda de 635 nm com uma exposição à radiação de 14 J/cm^2 . Observaram uma redução na concentração de agentes patogénicos tanto no grupo de teste como no de controlo, com uma redução específica na concentração de Pg e Td no grupo de teste ([133]).

Em 2015, Petelin et al. estudaram o efeito do cloreto de fenotiazina a 1%. SRP com scaler ultrassónico e 3 episódios de aPDT no grupo de teste. Com o grupo de controlo dividido em dois, o primeiro grupo de controlo recebeu SRP com curetas Gracey e o segundo grupo de controlo recebeu SRP com scaler ultrassónico. A irradiação com laser de diodo foi feita com um comprimento de onda de 660 nm e a exposição à radiação foi de 3,6 J/cm^2 . O grupo de teste teve um CAL de 0,5 +/- 0,18, o primeiro grupo de controlo teve um CAL de 0,7 +/- 0,18 e o segundo grupo de controlo teve um CAL de 0,6 +/- 0,18. A PPD no grupo de teste foi de 0,5+/0,12, no primeiro grupo de controlo foi de 0,5 +/- 0,12 e no segundo grupo de controlo foi de 0,6 +/0,12. Houve uma redução na proporção de Aa, Pg, Pi, Tf e Td no grupo de teste. No entanto, o grupo de controlo 1 apresentou uma redução na proporção de Pg, Pi, Tf e Td e o grupo de controlo 2 apresentou uma redução na proporção de Aa, Pg e Pi([134]).

O estudo realizado por Polansky et al. em 2009 comparou o efeito fotossensibilizador do cloreto de fenotiazina a 1% com a SRP e a PDT foi realizada no grupo de teste, enquanto apenas a SRP foi realizada no grupo de controlo. A irradiação foi efectuada com laser de díodo com um comprimento de onda de 680 nm. A exposição à radiação foi de 3,6 J/cm^2 . O grupo de teste apresentou uma CAL de 1,35 +/- 0,87 e o grupo de controlo apresentou uma CAL de 1,35 +/- 0,88. A PPD nos grupos de teste e de controlo foi de 1,24 +/- 0,68 e 1,03 +/- 0,8, respetivamente. Não se observou qualquer diferença estatística entre os dois grupos na linha de base de 90 dias após o tratamento na concentração de Tf e Td, enquanto se registou uma redução significativa da concentração em$_{Pg}$ (135).

Outro estudo realizado por Raj et al. em 2016 comparou o efeito fotossensibilizador do cloreto de fenotiazina com a SRP, tendo a PDT sido realizada no grupo de teste e a SRP apenas no grupo de controlo. A irradiação da fonte de luz Lit 600 foi dada com comprimento de onda de 635nm. O grupo de teste e o grupo de controlo apresentaram CAL de 1,0 +/- 0,56 e 0,2 +/0,14, respetivamente. A PPD nos grupos de teste e de controlo foi de 1,7 +/- 0,16 e 0,9 +/- 0,33, respetivamente. Foi observada uma redução entre os dois grupos nas concentrações de Td, Tf e Pg(136) .

Segarra-Vidal et al. estudaram o efeito do cloreto de fenotiazina a 0,05% em 2017, tendo realizado SRP com PDT no grupo de teste e apenas SRP no grupo de controlo. A irradiação com laser de diodo foi dada no comprimento de onda de 670 nm e a exposição à radiação foi de 10-20 J/cm^2 . O grupo de teste teve uma CAL de 1,52 +/- 1,09 e o grupo de controlo teve uma CAL de 2,28 +/- 1,01. A PPD nos grupos de teste e de controlo foi de 1,9 +/- 0,81 e 2,07 +/- 0,69, respetivamente. Verificou-se uma redução de Aa, Tf e Pg no grupo de teste, enquanto o grupo de controlo apresentou apenas uma redução de Pg e Tf(137) .

Sethi e Raut estudaram o efeito do verde de indocianina a 0,5% em 2019, tendo abordado o grupo de teste com SRP e PDT e o grupo de controlo apenas com SRP. A irradiação com laser de díodo foi efectuada com um comprimento de onda de 810 nm e a exposição à radiação foi de 5,4 J/cm^2 . O grupo de teste apresentou uma CAL de 1,41 +/- 0,68 e o grupo de controlo apresentou uma CAL de 0,79 +/- 0,75. O PPD nos grupos de teste e de controlo foi de 1,86 +/- 0,61 e 0,7 +/0,8, respetivamente. Verificou-se uma redução significativa das colónias bacterianas observadas no estudo ([138]).

Em 2010, Sigusch et al. estudaram o efeito do cloreto de fenotiazina a 1%. A SRP com PDT e a SRP isolada foram realizadas no grupo de teste e no grupo de controlo, respetivamente. A irradiação foi efectuada com laser de díodo com um comprimento de onda de 660 nm e a exposição à radiação foi de 0,6 J/cm^2 . O grupo de teste e o grupo de controlo tinham um CAL de 0,95 +/- 0,41 e 0,2 +/- 0,34, respetivamente. No seu estudo, verificaram uma redução na proporção de Fn ([139]).

Um estudo efectuado por Tabensky et al. em 2017 comparou o efeito fotossensibilizador do cloreto de fenotiazina a 1%. A SRP com PDT foi realizada no grupo de teste, enquanto apenas a SRP foi realizada no grupo de controlo. A irradiação foi feita com laser de diodo no comprimento de onda de 670nm. O grupo de teste apresentou uma CAL de 2,13 +/- 1,45 e o grupo de controlo apresentou uma CAL de 1,14 +/- 1,43. A PPD nos grupos de teste e de controlo foi de 2,6 +/- 1,27 e 1,94 +/1,31, respetivamente. A colonização bacteriana total foi reduzida em ambos os grupos de acordo com a sua observação[(140)] .

Theodoro et al. estudaram o efeito do cloreto de fenotiazina a 0,01% em 2012, tendo realizado SRP com PDT no grupo de teste e apenas SRP no grupo de controlo. A irradiação laser LLLT de arsénio-alumínio-galânio foi administrada com um comprimento de onda de 660 nm e a exposição à radiação foi de 60,28 J/cm^2 . O grupo de teste teve um CAL de 1,56 +/- 1,32 e o grupo de controlo teve um CAL de 1,98 +/- 1,04. A PPD nos grupos de teste e de controlo foi de 2,33 +/- 0,86 e 2,71 +/- 0,62, respetivamente. Houve uma redução em todos os agentes patogénicos periodontais como Aa, Pg, Pi, Pn e Tf observada no grupo PDT em comparação com o grupo SRP ([141]).

CANDIDATURA

Entre os tratamentos convencionais para a doença periodontal, a abordagem mais utilizada é o tratamento anti-infecioso não cirúrgico que envolve a utilização de antibióticos destinados a controlar os microrganismos, o biofilme e outros factores de risco importantes. No entanto, a utilização prolongada e a longo prazo de antibióticos sistémicos expõe os doentes ao risco de desenvolverem estirpes resistentes aos antibióticos e infecções sobrepostas([6]).

Para os doentes com doença refractária avançada, os antibióticos são utilizados em conjunto com uma variedade de intervenções cirúrgicas periodontais para reduzir a profundidade das bolsas periodontais. O tratamento cirúrgico da periodontite tem sido bastante bem sucedido, no entanto, é um procedimento invasivo com uma elevada taxa de recorrência nos pacientes. Além disso, a administração de antibióticos às lesões com uma concentração adequada é difícil devido às características anatómicas dos tecidos circundantes e aos bioflmes formados por microrganismos e mediadores ([8]).

As deficiências dos tratamentos convencionais para a doença periodontal levaram à proposta de uma terapia fotodinâmica antimicrobiana adjuvante como tratamento alternativo. Quando uma substância química fotossensibilizadora não tóxica é activada por luz de um comprimento de onda específico, produz espécies reactivas de oxigénio (ROS) que podem danificar o ADN e as membranas celulares para provocar um efeito de morte microbiana(142). Além disso, a PDT parece obstruir o biofilme de forma diferente dos antibióticos gerais O azul de toluidina O (TBO) é um corante de fenotiazina catiónico que tem sido amplamente investigado como fotossensibilizador antibacteriano e que interage com o lipopolissacárido (LPS), o principal componente da membrana externa das bactérias gram-negativas. Sabe-se que as bactérias patogénicas periodontais são susceptíveis à PDT utilizando um díodo emissor de luz (LED) na presença de TB. O LED como fonte de luz tem a vantagem de limitar a produção de calor em relação aos lasers de alta potência e, por conseguinte, reduz os efeitos térmicos no alvo([143]).

Estudos anteriores demonstraram o efeito bactericida do TBO administrado com LED azul em agentes patogénicos periodontais, incluindo Porphyromonas gingivalis, Aggregatibacter actinomycetemcomitans e Porphyromonas intermedia, sugerindo o potencial do TBO como tratamento da doença periodontal ([144]).

A dose de luz necessária para matar as células bacterianas tratadas com TBO é muito inferior à que causa toxicidade em queratinócitos e fibroblastos humanos em cultura([145]). A transmissão da luz depende geralmente da espessura da amostra de tecido. A luz com comprimentos de onda (WV) superiores a 600-650 nm é capaz de penetrar numa estrutura de tecido com uma espessura de 2-3 mm. Dado que a espessura do tecido gengival humano é de aproximadamente 2-3 mm, neste estudo, foi concebido um fotossensibilizador antibacteriano contra agentes patogénicos causadores de periodontite com um comprimento de onda entre 600-650 nm. Uma vez que o sulco gengival é classificado como um local difícil para a administração de fármacos devido à exsudação de efusão, que tem sido um fator de desafio no desenvolvimento de fármacos dentários, optimizámos a libertação eficiente do fotossensibilizador com uma formulação de pomada. Isto pode sugerir um protótipo clinicamente benéfico para o tratamento da periodontite([146]).

Aplicação da terapia fotodinâmica em Periodontia

A PDT antimicrobiana pode ser considerada como um adjuvante da terapia mecânica convencional. O fotossensibilizador líquido colocado diretamente na bolsa periodontal pode aceder facilmente a toda a superfície radicular antes da ativação pela luz laser através de uma fibra ótica colocada diretamente na bolsa. Em resultado da simplicidade técnica e da eliminação bacteriana efectiva, a aplicação da PDT no tratamento de doenças periodontais tem sido amplamente estudada (Fig. 10)([147]).

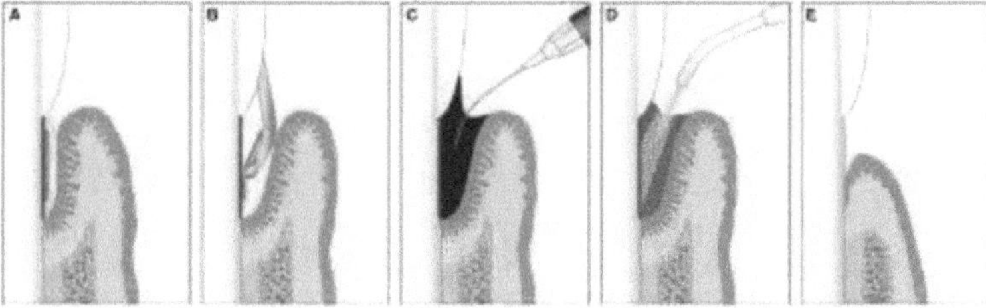

Fig. 10: Diagrama mostrando as etapas de aplicação da terapia fotodinâmica antimicrobiana no tratamento da periodontite. (A) Sítio periodontalmente doente antes do

tratamento. (B) Desbridamento mecânico com curetas manuais. (C) Aplicação do fotossensibilizador através de uma seringa no local doente que contém bactérias residuais. Ocasionalmente, o excesso de solução corante é removido com água pulverizada. (D) A fotossensibilização é efectuada utilizando uma luz intensa através de uma ponta especial aplicada na bolsa. É produzido oxigénio singlete e outros agentes muito reactivos que são tóxicos para as bactérias, resultando na desinfeção fotoquímica da bolsa periodontal. (E) Melhoria da cicatrização da ferida no local tratado.
A PDT antimicrobiana não só mata as bactérias, como também pode levar à desintoxicação de endotoxinas como o lipopolissacárido. Estes lipopolissacáridos tratados pela TFD não estimulam a produção de citocinas pró-inflamatórias pelas células mononucleares. Assim, a PDT inativa as endotoxinas diminuindo a sua atividade biológica([148]).

Foi demonstrado que as bactérias associadas à doença periodontal podem ser mortas através da fotossensibilização com azul de toulidina O por irradiação com laser suave de hélio-néon([144]). Dados de um estudo *in vitro* indicaram que a PDT pode matar bactérias organizadas num biofilme([21]). Num estudo em animais, verificou-se que a PDT era útil na redução da vermelhidão, da hemorragia à sondagem e dos níveis de porphyromonas gingivalis([149]).

Um estudo clínico controlado e aleatório comparou os efeitos da PDT isolada sem SRP subgengival com SRP subgengival em indivíduos com periodontite agressiva. Três meses após a terapia, ambos os tratamentos produziram resultados comparáveis em termos de redução da hemorragia à sondagem e da profundidade de sondagem (PD), ganhos no nível de inserção clínica (CAL), sugerindo assim potenciais benefícios clínicos da PDT([130]).

Christodoulides et al. avaliaram os efeitos clínicos e microbiológicos da utilização adjuvante da PDT no tratamento periodontal não cirúrgico. Vinte e quatro indivíduos com periodontite crónica foram aleatoriamente tratados com destartarização e alisamento radicular seguidos de um único episódio de PDT. A aplicação adicional de um único episódio de PDT à destartarização e ao alisamento radicular não resultou numa melhoria adicional em termos de redução da profundidade da bolsa e de ganho do nível de inserção clínica, mas resultou numa redução significativa dos valores de hemorragia em comparação com a destartarização e o alisamento radicular isolados([131]).

Bhatia et al. demonstraram que a concentração óptima de azul de toluidina O para matar *P. gingivalis* era de 12,5 µg/ml com irradiações de laser de hélio-neon. Isto foi causado pelo rompimento das proteínas da membrana externa destas bactérias([150]). Chan e Lai mostraram que a presença de azul de metileno no comprimento de onda de 632,8 nm (laser de hélio-neon) e 665 e 830 nm (laser de diodo) tem um elevado efeito bactericida sobre os agentes patogénicos periodontais([151]).

Yilmaz et al. distribuíram aleatoriamente um total de 10 pacientes para receberem a aplicação repetida de destartarização e alisamento radicular com terapia fotodinâmica; os outros grupos receberam apenas destartarização e alisamento radicular, terapia fotodinâmica e instruções de higiene oral. O azul de metileno serviu como fotossensibilizador e foi utilizado como enxaguatório bucal. Verificou-se uma melhoria clínica e microbiológica significativa nos grupos que receberam destartarização e alisamento radicular com terapia fotodinâmica e nos grupos que receberam apenas destartarização e alisamento radicular. No entanto, a melhoria nos grupos que receberam apenas terapia fotodinâmica, bem como nos que receberam apenas instruções de higiene oral, não atingiu níveis significativos. A reduzida eficácia da PDT pode dever-se à aplicação da PDT a partir da superfície externa da gengiva([152]).

Vários estudos demonstraram os efeitos bactericidas e de desintoxicação dos lasers de alta intensidade em superfícies contaminadas de implantes dentários. Os lasers de alta intensidade têm sido utilizados com sucesso no tratamento cirúrgico da peri-implantite. Num estudo *in vitro*, Hass et al. examinaram a eficácia da PDT na eliminação de bactérias associadas à peri-implantite que aderiram a placas de titânio com diferentes características de superfície. A análise por microscopia eletrónica de varrimento mostrou que a terapia fotodinâmica antimicrobiana conduziu à destruição das células bacterianas sem danificar a superfície de titânio([153]). Resultados antimicrobianos semelhantes foram obtidos por Shibli et al. que referiram que a PDT podia reduzir a contagem bacteriana de *P. intermedia, P. nigrescens, Fusobacterium* spp. na peri-implantite induzida por ligaduras em cães([154]).

Ao interpretar os dados dos vários estudos clínicos controlados, torna-se óbvio que, em doentes com periodontite crónica, periodontite agressiva e peri-implantite, a utilização adjuvante da TFD à destartarização e ao alisamento radicular pode resultar em maiores ganhos clínicos ao nível da inserção, na redução da hemorragia à sondagem e na profundidade das bolsas de sondagem. A PDT tem vantagens como a redução do tempo de tratamento, a não necessidade de anestesia, a destruição de bactérias, a inativação de endotoxinas, a improbabilidade de desenvolvimento de resistência por parte das bactérias alvo e a ausência de danos nos tecidos adjacentes do hospedeiro([155]).

VANTAGENS

As vantagens da aPDT como potencial terapia antimicrobiana clínica foram reforçadas quando se percebeu que a aPDI funciona igualmente bem, independentemente do estado de resistência aos antibióticos das células microbianas e, além disso, que a aPDI (até agora) não demonstrou produzir resistência nas bactérias, mesmo após 20 ciclos sucessivos de morte parcial seguidos de recrescimento ([2] 6).

Outra vantagem da aPDI é que o fotossensibilizador é aplicado topicamente ou localmente na área infetada. Muitas infecções crónicas envolvem uma acumulação de biofilmes microbianos, nos quais é agora bem reconhecido que os antibióticos administrados por via sistémica não conseguem penetrar. No entanto, foi demonstrado que o aPDI mata as células cultivadas em biofilmes tanto *in vitro* como *in* vivoα[56]). Esta aplicação anti-biofilme encontrou particular aplicação em infecções dentárias como a periodontite e a peri-implantite ([15] 7). Além disso, as infecções em queimaduras ou tecidos danificados sofrem de um fornecimento de sangue comprometido, pelo que os antibióticos administrados sistemicamente não conseguem chegar ao local da infeção em concentrações suficientes. A morte das células microbianas com aPDI é rápida (segundos), enquanto a ação dos antibióticos pode demorar horas ou dias, o que constitui uma vantagem potencial contra infecções de disseminação rápida, como a fasceíte necrotizante. Além disso, a natureza de largo espetro da aPDI significa que o tratamento pode ser instituído antes de os agentes infecciosos terem sido identificados. Embora muitas infecções possam ocorrer nas profundezas do corpo, é agora possível administrar PS e luz a quase todas as regiões anatómicas, através de endoscópios e agulhas de diâmetro estreito inseridas intersticialmente e fibras ópticas[(26)] .

Vantagens da PDT no tratamento periodontal

O desenvolvimento de resistência à PDT é menor, uma vez que o oxigénio singlete e outras espécies reactivas livres de oxigénio interagem com várias estruturas celulares e diferentes vias metabólicas. Dado que a PDT é uma terapia local não invasiva, após a aplicação de um sensibilizador, uma fonte de luz é emitida para a área-alvo com precisão através de um cabo de fibra ótica, pelo que não ocorrem perturbações da microflora noutros locais e podem ser evitados danos nos tecidos adjacentes do hospedeiro. A PDT permite uma irrigação completa e a eliminação de agentes patogénicos em áreas inacessíveis da bolsa periodontal num curto espaço de tempo, o que é benéfico tanto para o operador como para o paciente. O risco de bacteriémia após o desbridamento periodontal pode ser minimizado. Não há necessidade de prescrever antibióticos, pelo que a possibilidade de efeitos secundários é evitada. Não há necessidade de anestesiar a área e a destruição das bactérias é conseguida num período muito curto (<60 segundos).

- Potencial de resistência limitado
- Baixa toxicidade a longo prazo
- Baixo custo
- Repetibilidade
- Elevada seletividade temporo-espacial
- Alta eficiência()[158]

DESVANTAGEM

Os riscos e os efeitos secundários da PDT antimicrobiana são basicamente classificados em duas categorias.

1. Está relacionado com o efeito da energia luminosa.
2. Está relacionado com o fotossensibilizador e a reação fotoquímica.

A potencial irradiação inadvertida dos olhos dos pacientes deve ser rigorosamente evitada durante o tratamento, mesmo que a potência do laser utilizada seja muito baixa. Recomenda-se a utilização de óculos de proteção pelo doente, o operador e o assistente. Durante o tratamento com lasers de alto nível, a termogénese ocorre como resultado da interação do laser com os tecidos. A PDT como terapia de baixo nível, utilizando um laser de díodo com um tempo de irradiação curto, não produz quaisquer alterações térmicas nos tecidos gengivais e nas superfícies radiculares. No que diz respeito aos fotossensibilizadores e às reacções fotoquímicas, é importante aplicar a terapia fotodinâmica antimicrobiana para corar e matar seletivamente as bactérias visadas sem afetar negativamente os tecidos periodontais circundantes([159]).

A possibilidade de efeitos adversos nos tecidos do hospedeiro tem sido frequentemente apontada como uma possível desvantagem da utilização da TFD no tratamento de doenças infecciosas. A PDT para o tratamento periodontal in vivo exigiria um regime terapêutico em que as bactérias fossem mortas sem danificar os tecidos adjacentes. Modelos animais in vitro e in vivo sugerem que isto pode não ser um problema, uma vez que as concentrações de fotossensibilizador e as doses de energia luminosa necessárias para matar o organismo infetante têm pouco efeito nos tecidos adjacentes do hospedeiro([96]). Estudos in vivo em animais utilizando o corante azul de toludina não registaram alterações adversas no epitélio e no tecido conjuntivo subjacente([97]). Os fibroblastos orais não foram afectados num estudo *in vitro*(145). Uma combinação de azul de metileno (100 microg m /L) e luz visível (42 mW/cm) em queratinócitos cutâneos mostrou que as células eram mortas 18-200 vezes mais lentamente([160]).

Alguns estudos registaram efeitos adversos nos tecidos orais e nas glândulas salivares. A DBP, um derivado hidrofóbico da porfirina semelhante ao cloro, é muito fototóxica para as células epiteliais orais (HCPC-1) in vitro devido à sua rápida penetração na membrana celular e à sua localização num local intracelular muito sensível ao fotodano[95] . A ulceração gengival, a necrose muscular e a sialometaplasia necrosante das glândulas salivares foram observadas em coelhos após a administração sistémica de ftalocinanina dissulfonada (5 mg / kg e 20 J a 675 nm)(98). O derivado de hematoporfirina resultou na formação de vesículas na língua com edema, infiltração celular e redução do número de vasos, mas as fibras musculares permaneceram intactas[99] .

LIMITAÇÃO

Ao longo dos anos, a PDT surgiu como uma opção eficaz para o tratamento da periodontite. No entanto, vários estudos relataram a ineficácia da TFD em romper completamente os biofilmes. Isto deve-se principalmente às limitações dos fotossensibilizadores atualmente disponíveis. É principalmente atribuída à reduzida suscetibilidade à PDT antimicrobiana, que está relacionada com os diferentes fenótipos expressos pelo microrganismo que cresce no biofilme oral. As células bacterianas são capazes de expulsar o fotossensibilizador através de bombas de resistência a múltiplos fármacos. Foi demonstrado que os fotossensibilizadores à base de fenotiazina, incluindo o azul de metileno e o azul de toluidina O, são substratos de bombas de multirresistência em bactérias. As bactérias que crescem no biofilme podem estar num estado de fome ou de crescimento lento. Fontana et al., no seu estudo, referiram que a reduzida penetração do MB no biofilme e a sua retenção nas camadas exteriores dos aglomerados de biofilme resultaram na diminuição da suscetibilidade dos biofilmes por microscopia laser de varrimento confocal. O'Neill et al. registaram resultados semelhantes, quando estudaram a eficácia da PDT mediada por azul de toluidina. Os canais de água transportam solutos para dentro e para fora das profundezas de um biofilme, mas não garantem o acesso ao interior dos aglomerados de células, que podem ter um diâmetro de 20 a 600 μm. Outras limitações, como a dependência do oxigénio e a fotobranqueamento, também foram comunicadas ([158]).

Com a crescente importância da TFD no tratamento da periodontite, estão a ser investigados novos sistemas de administração de fármacos e abordagens de direcionamento para colmatar as deficiências da TFD atual. As substâncias que têm como alvo a matriz do biofilme ou as bactérias que não crescem (células persistentes) no interior dos biofilmes têm recebido recentemente atenção. Os bacteriófagos e os péptidos antimicrobianos naturais ou sintéticos que actuam contra as bactérias sem causar resistência já foram referidos anteriormente. A terapia apenas com luz, o fotossensibilizador de anticorpos, os conjugados bacteriófago-fotossensibilizador e as nanopartículas têm vindo a ganhar cada vez mais atenção. As nanopartículas foram introduzidas na PDT com o objetivo principal de aumentar a eficácia da terapia, aumentando a penetração do PS e reduzindo as bombas multirresistentes ([161]).

PDT EM IMPLANTOLOGIA

Os implantes dentários (DM) são uma modalidade de tratamento segura para pacientes total ou parcialmente desdentados. Recentemente, a colocação de implantes dentários registou um enorme aumento no campo da medicina dentária. São utilizados rotineiramente em medicina dentária com confiança. No entanto, a inflamação induzida pela placa bacteriana à volta da superfície do implante pode causar a destruição dos tecidos peri-implantares quando as superfícies dos implantes dentários são colonizadas por bactérias patogénicas. Um dos principais factores que levam à perda de implantes é a peri-implantite e está relacionada com determinados agentes patogénicos periodontais ([162]). Esta infeção é causada por um grupo específico de bactérias anaeróbias implicadas no início da doença. As implicações das partes biológicas que afectam os implantes dentários osseointegrados são de grande interesse na medicina dentária contemporânea([163]).

A peri-implantite é considerada um desafio enfrentado pela maioria dos dentistas em todos os países. Esta doença deve ser tratada através de terapias menos invasivas, tais como terapias não cirúrgicas, que incluem a abordagem de todos os factores de risco, tais como factores sistémicos modificáveis e factores locais contribuintes ([164]). Estão disponíveis várias técnicas conservadoras e cirúrgicas para o tratamento da peri-implantite. Claramente, os casos de peri-implantite ligeira podem ser tratados eficazmente com métodos convencionais. Estes métodos incluem a utilização de ablações manuais, sistemas baseados em laser e terapia fotodinâmica (PDT), que pode ser combinada com antibióticos. O planeamento cuidadoso do tratamento da doença peri-implantar é crucial para o sucesso do tratamento subsequente. Os factores locais e gerais, bem como as expectativas do paciente, devem ser considerados antes de prosseguir, mas o planeamento do tratamento deve também permitir um grau de flexibilidade, adequado a parâmetros desconhecidos ([165]).

Todos os estudos avaliaram a eficácia da aPDT no tratamento de várias doenças orais, incluindo a inflamação peri-implantar, a doença periodontal e o líquen plano oral[(166)] . Em fumadores e não fumadores não diabéticos e diabéticos, o desbridamento mecânico com aPDT foi eficaz na mucosite peri-implantar([167]). Esta técnica, juntamente com vários fotossensibilizadores, pode levar à eliminação de bactérias anaeróbias à volta dos implantes dentários. Um estudo mostrou que a aPDT e a terapia antibiótica demonstraram igual eficácia na melhoria dos biomarcadores imunitários clínicos derivados do hospedeiro([168]). Garcia de Carvalho et al. referiram que a aPDT melhorou a descontaminação para permitir a regeneração óssea e diminuiu as profundidades de sondagem após um acompanhamento de 6 meses([169]). Alqahtani et al. relataram os efeitos da DM com aPDT adjuvante após um acompanhamento de 6 meses. Foram registados resultados radiográficos e clínicos peri-implantares semelhantes utilizando aPDT após 6 e 12 meses([170]).

Eficácia da aPDT no implante

Seis estudos compararam os efeitos da aPDT após um desbridamento com retalho aberto (OFD). A bolsa periodontal foi irrigada com azul de metileno a 0,005% com uma agulha durante 10s. Depois, o corante foi irradiado com um díodo laser de 670 nanómetros a 150 mW com uma fibra ótica de 0,06 mm de diâmetro. Além disso, um outro estudo utilizou o comprimento de onda, a potência e a densidade fixados em 660 nm, 150 mW e 1,1 W/cm2 , respetivamente. Apenas um estudo utilizou uma luz vermelha fria de 630 nm aplicada com uma lâmpada LED FotoSan (CMS Dental) nas superfícies do dente e do implante([171]).

As bolsas peri-implantares foram irrigadas submucosalmente, de baixo para cima, com um fotossensibilizador e deixadas in situ durante 120 s. Depois disso, foi aplicado peróxido de hidrogénio a 3% nas bolsas peri-implantares, de acordo com as indicações do fabricante. O laser foi aplicado nas superfícies dos implantes (vestibular, lingual, mesial e distal) durante 30 s em cada superfície, utilizando um método de varrimento. Concluiu-se que não foi encontrado qualquer benefício adicional na aplicação única de aPDT juntamente com o desbridamento com retalho aberto (OFD) nos parâmetros peri-implantares. Em contraste, outros estudos encontraram uma redução na contagem bacteriana após o tratamento da periimplantite com aPDT e OFD. Desbridamento com retalho aberto Três artigos relataram que o OFD foi realizado por incisão no sulco e, quando necessário, com uma incisão de libertação. Os retalhos mucoperiosteais foram levantados, removendo os tecidos de granulação. Os implantes dentários foram limpos com curetas estéreis e gaze umedecida em água salina. Madi e Alagl relataram um estudo em animais que reflectia um retalho mucoperiosteal. Num desenho de boca dividida, aplicou-se aPDT num dos lados, enquanto que, no outro lado, um retalho de espessura total foi concebido para realizar MD com uma cureta de plástico OFD[(162)] .

Terapia adjuvante com antibióticos

Terapia adjuvante com antibióticos Apenas um ensaio clínico controlado e aleatório avaliou a eficácia da aAGT e da aPDT em doentes com diabetes mellitus tipo 2 (DM2). A aPDT demonstrou alterações imunológicas, clínicas e radiográficas em doentes com DM2[(166)].

Labban et al. efectuaram um estudo longitudinal em 48 amostras com terapia fotodinâmica mediada por verde de indocianina e o resultado foi a melhoria dos parâmetros clínicos e microbianos em doentes com DM tipo 2([172]).

Ahmed et al. efectuaram um estudo longitudinal em 60 amostras com aPDT e terapia adjuvante com antibióticos em gel e obtiveram como resultado melhorias clínicas, imunológicas, radiográficas e clínicas peri-implantares com aPDT em pacientes com diabetes([166]). Al Hafez et al. realizaram um estudo longitudinal em 60 amostras com e sem terapia fotodinâmica antimicrobiana adjuvante (aPDT) e o resultado foi que a DM com aPDT foi eficaz em fumadores e não fumadores não diabéticos ([16] 7). Deeb et al. efectuaram um estudo longitudinal em 45 amostras com terapia fotodinâmica antimicrobiana (aPDT) e o resultado foi que a aPDT com DM foi tão eficaz como a terapia antibiótica adjuvante ([173]).

Al-Khureif et al. realizaram um estudo prospetivo em 50 amostras com fotoquimioterapia adjuvante e terapia antimicrobiana local e, em resultado, a PCT e a LAT mostraram igual eficácia, melhorando os biomarcadores e os parâmetros microbiológicos em fumadores de cigarros([168]). Garcia de Carvalho et al. efectuaram um estudo prospetivo em 60 amostras com terapia fotodinâmica antimicrobiana e, em resultado, a aPDT promoveu uma descontaminação e regeneração óssea suficientes([169]). Alqahtani et al. realizaram um estudo prospetivo em 98 amostras com terapia fotodinâmica antimicrobiana e o resultado foi que a DM com terapia fotodinâmica antimicrobiana adjuvante foi eficaz. A manutenção da higiene oral é importante para o sucesso da DM([170]).

Albaker et al. efectuaram um estudo prospetivo em 24 amostras com terapia fotodinâmica antimicrobiana e o resultado foi que o BOP e a PD peri-implantares clínicos e a perda óssea marginal melhoraram. O índice de placa peri-implantar foi reduzido de 44,7% para 21,2% no grupo aPDT ([174]).

Madi e Alagl efectuaram um estudo prospetivo em 48 amostras com terapia fotodinâmica antimicrobiana e o resultado foi que a maior redução das contagens de P. gingivalis foi conseguida com a PDT([162]). Al Rifaiy Mohammed et al. efectuaram um estudo prospetivo em 38 amostras com terapia fotodinâmica e o resultado foi que o grupo PDT teve uma redução no IP e PD em comparação com o grupo MD às 12 semanas de seguimento([175]).

Zeza et al. efectuaram um estudo prospetivo em 20 amostras com placa administrada profissionalmente e terapia fotodinâmica e o resultado foi uma redução significativa da BOP com PAPR e PDT([171]). Abduljabbar realizou um estudo prospetivo em 64 amostras com terapia fotodinâmica e o resultado foi que não houve diferenças estatisticamente significativas na BOP e na PD ≥ 4 mm entre diabéticos do tipo 2 fumadores e diabéticos do tipo 2 não fumadores[(176)].

Abduljabbar efectuou um estudo prospetivo em 60 amostras com desbridamento mecânico com e sem terapia fotodinâmica e, em resultado, a MD com PDT adjuvante foi mais eficaz a curto prazo em comparação com a MD isolada([177]).

Atualmente, existem evidências científicas que suportam o uso da PDT para a peri-implantite. Além disso, podemos salientar que uma PDT com MD pode ser mais eficaz no tratamento da peri-implantite. No entanto, são ainda necessários mais estudos para obter provas sólidas ([178]).

AVANÇOS RECENTES

A terapia combinada com modalidades que visam diferentes vias de doença representa uma estratégia alternativa para combater diferentes doenças. Neste contexto, a PDT pode ser combinada com outras modalidades, como a irradiação laser de baixa intensidade, a terapia sonodinâmica e a nanotecnologia. Além disso, a terapia fotodinâmica antimicrobiana (aPDT) é uma nova abordagem para tratar infecções da pele e das mucosas. Uma opção que abre caminho para o futuro é a combinação do tratamento PDT com a terapia convencional para obter um efeito sinérgico ou mesmo para ultrapassar resistências ([179]).

A PDT combina o fotossensibilizador e a luz para produzir oxigénio singlete, que acaba por causar a morte celular(180). No entanto, os defeitos dos PS, incluindo a fraca solubilidade em água, o perfil incontrolável de libertação do fármaco, a fraca seletividade do alvo e o baixo coeficiente de extinção, impediram as aplicações clínicas da PDT. A nanotecnologia poderia modificar cada etapa da TFD, especialmente a conceção de fotossensibilizadores como nanoestrutura ou a administração de PS como nanoveículo, para ultrapassar estas limitações. A maior atividade da TFD quando se utilizam nanopartículas resulta de dois factores possíveis: uma maior entrega do PS ao microrganismo alvo ou uma maior atividade do PS. As nanopartículas podem ser classificadas como nanopartículas activas ou passivas([181]). Em alternativa, as nanopartículas podem ser divididas em tipos biodegradáveis (como o ácido poliláctico e o ácido poli-lático-glicólico, lipossomas) e não biodegradáveis (como o ouro, a sílica e o titânio)([182]).

Dada a associação entre o PS e as nanopartículas, existe uma classificação alternativa:

1 - encapsulamento de PS em nanopartículas,

2 - ligado à superfície de uma nanopartícula,

3 - situadas ao lado das nanopartículas,

4 - a própria nanopartícula([183]).

NANOPARTICULOS

A nanotecnologia é a engenharia de materiais numa escala de 1-100 nm. Nas últimas décadas, transformou os domínios da biomedicina e da medicina dentária, melhorando as propriedades físicas e mecânicas dos materiais e introduzindo novos sistemas de administração de nanopartículas e modalidades de diagnóstico ([184]). As nanopartículas são superiores aos materiais convencionais, devido à sua maior rigidez, transparência, resistência ao calor, à abrasão, aos solventes e à dureza, e apresentam um melhor desempenho. No domínio da biomedicina, as nanopartículas registaram enormes progressos como sistemas de administração de medicamentos ou nanocarreadores. É crucial desenvolver novos sistemas de administração de medicamentos com dosagens terapêuticas em locais específicos no domínio da medicina e das ciências clínicas([91]). Assim, a nanotecnologia, em particular as nanopartículas, alcançou estratégias inovadoras na medicina, especialmente nas doenças periodontais. Vários polímeros biodegradáveis, iões metálicos com propriedades antibacterianas, têm sido utilizados para o desenvolvimento de nanopartículas. O tamanho das nanopartículas é uma propriedade vantajosa na administração de fármacos em relação a outras contrapartes[(184)] .

Foram desenvolvidas novas concepções precisas, em que as nanopartículas (NP) foram carregadas ou encapsuladas com PS para atuar como veículo ou em que as NP actuam como o próprio PS (Fig. 11). As nanopartículas são produzidas através de abordagens top-down, bottom-up ou de auto-montagem molecular ([18]5). É importante ter em conta o tamanho, a forma, a superfície e as propriedades químicas e interiores das NPs resultantes no controlo da infeção por biofilme. As nanopartículas penetram nos organelos celulares, alterando as funções das bioestruturas através do contacto com os ácidos nucleicos e as proteínas incorporadas nas membranas ([184]).

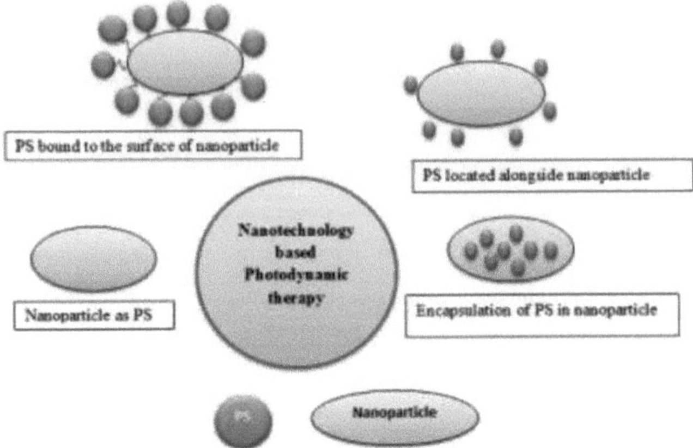

Fig. 11: Associação do PS com as nanopartículas.

Encapsulamento de fotossensibilizadores em nanopartículas poliméricas Nanopartículas biodegradáveis e biocompatíveis, tais como lipossomas, micelas, ácido poliláctico-glicólico, nanopartículas lipídicas sólidas e ciclodextrinas contendo PS, têm sido utilizadas como veículos de administração de fármacos que podem melhorar a sua atividade anticancerígena ou antimicrobiana([186]).

O encapsulamento de PS em nanopartículas melhora a eficácia da PDT através destas vantagens:

1. maiores concentrações de PS para a produção de espécies reactivas de oxigénio (ROS); redução da capacidade da célula-alvo para bombear o PS, reduzindo assim a possibilidade de resistência a múltiplos fármacos
2. Libertação selectiva de PS através de uma orientação passiva ou ativa.
3. Permite a utilização de PS hidrofóbicos ou pouco solúveis em água.
4. Impedir a dimerização do PS que pode ocorrer no estado livre e resultar na inativação do PS()[187]

PS ligado à superfície das nanopartículas

Os PS foram ligados covalentemente à superfície de nanopartículas para preparar o que, na sua essência, é um novo PS com melhores propriedades do que o PS original; esta é a principal diferença desta abordagem em relação ao anterior encapsulamento de PS, que é um método de administração melhorado. Existem alguns relatos de PS antibacterianos ligados a nanopartículas: o rosa bengala (RB) foi ligado ao vidro([188]) e ao poliestireno([189]), o azul de toluidina (TBO) foi ligado à superfície de nanopartículas de Au([190]) e a porfirina foi ligada a nanotubos de carbono[(191)] .

O primeiro relato de nanopartículas imobilizadas na superfície de uma nanopartícula foi feito por Bezman et al. que associaram RB a partículas de poliestireno. Mostraram que as partículas de poliestireno com RB expostas à luz branca eram capazes de inativar a *E. coli,* enquanto *o S. aureus* foi inactivado com nanotubos de carbono com porfirina, Au-TBO e partículas de sílica com RB também se mostraram eficazes contra o *S. epidemidis. A E. coli* foi morta por RB-poliestireno, mas não por nanotubos de carbono ([189]).

Para ligar o PS à superfície das nanopartículas, tanto o PS como a superfície das nanopartículas têm de apresentar alguns grupos reactivos onde a ligação possa ocorrer. Geralmente, as nanopartículas não possuem tais grupos; por conseguinte, a síntese de tais conjugados foi efectuada em primeiro lugar através da funcionalização da superfície das nanopartículas com tiopronina([190]), com grupos amina([188]), grupos clorometilo([189]) ou grupos carboxílicos (funcionalização ácida)([191]). O segundo passo é a reação entre o grupo funcionalizado na superfície da nanopartícula e o PS. No caso das porfirinas, o PS necessitou de uma funcionalização preliminar([191]). Esta forma de ligar covalentemente um PS à superfície do material foi também utilizada na funcionalização da superfície do silicone([192]) e do nylon([193]).

O resultado da inativação foi maior quando o mesmo número de PS estava ligado covalentemente às partículas e livre em solução. As explicações possíveis para este aumento são: as bactérias podem ligar-se às nanopartículas e, por conseguinte, são mais facilmente expostas às ROS letais produzidas pelos PS; em alternativa, os conjugados de nanopartículas de PS geram uma maior quantidade de ROS. Esta última hipótese foi refutada por Guo et al. para a RB-sílica, uma vez que o rendimento quântico da produção de oxigénio singlete pela RB pura era mais elevado no início da irradiação do que pela RB-sílica. No entanto, o decaimento (fotodegradação) das nanopartículas de RB-sílica foi mais lento do que o do RB, o que sugere que, apesar de não serem inicialmente tão eficazes como o RB livre, as nanopartículas de sílica revestidas com RB podem proporcionar eficácia antimicrobiana durante um período de tempo mais longo([188]).

É também interessante salientar que, quando o PS está ligado às nanopartículas, a distribuição não é uniforme no meio, mas concentra-se localmente. Consequentemente, os ERO produzidos também não se distribuem homogeneamente no meio; é razoável especular que os ERO concentrados localmente, causados pelas nanopartículas de PS, podem ter um efeito letal mais elevado do que no caso do PS livre, embora em concentrações globais mais baixas([189]).

Foi demonstrado que é altamente improvável que tanto a rutura da membrana bacteriana como a penetração das nanopartículas de PS através da membrana sejam a razão para o aumento das propriedades antibacterianas das nanopartículas de PS. Este facto foi estudado com RB-sílica utilizando nanopartículas muito maiores (200-400 mesh) do que com RB-vidro (50-80 nm) ([188]) ou Au-TBO (2-3 nm)([190]). No entanto, o PS livre pode sempre atravessar a membrana bacteriana, pelo que, mesmo que possa ocorrer absorção de nanopartículas de PS, esta é uma causa improvável de fotossensibilização letal de microrganismos. Curiosamente, Banerjee et al. sugeriram que a ligação de PS insolúvel à superfície de nanopartículas solúveis em água pode produzir um corante solúvel em água, permitindo a utilização de uma gama mais vasta de PS para aplicações antimicrobianas ([191]).

Uma abordagem diferente, envolvendo a utilização de uma gaiola de proteínas virais para ligar um PS, foi proposta por Suci et al. e as propriedades antimicrobianas foram demonstradas contra *S. aureus*. Os autores utilizaram um vírus geneticamente modificado para produzir uma gaiola viral que apresenta cisteínas em vez de serina e, em seguida, um PS à base de ruténio, Ru(bpy2)phen-IA, foi ligado covalentemente ao resíduo de cisteína. A vantagem da utilização de uma estrutura de gaiola proteica é a possibilidade de dupla funcionalização da nanoplataforma para obter tanto a seletividade (possivelmente com anticorpos) como propriedades antimicrobianas mais eficazes ([194]).

Neste tipo de interação, as nanopartículas são demasiado grandes para penetrar na parede celular bacteriana, pelo que se pensa que os possíveis mecanismos são interacções físicas/químicas entre o PS e as nanopartículas no ambiente microbiano[(195)]. As nanopartículas, predominantemente de Au, em combinação com o PS, têm sido utilizadas para conseguir uma maior destruição bacteriana através da PDT. Os estudos têm utilizado TBO ou MB em solução ou incorporados em matrizes poliméricas, como o silicone e o poliuretanov([196])([197]). O encapsulamento de nanopartículas de TBO e Au em matrizes poliméricas, como o silicone e o poliuretano, parece impedir a interação entre o PS e a nanopartícula, uma vez que a inativação de *E. coli* e MRSA depositada em polímeros que contêm esses componentes não é diferente da do mesmo material que contém apenas o PS([196]). Pelo contrário, as propriedades antimicrobianas do MB são melhoradas pelas nanopartículas de Au. Isto pode dever-se a alguma interação da matriz ou à prevenção da adsorção de TBO na superfície das nanopartículas durante o processo de encapsulamento([195]). No entanto, o silicone contendo MB que passou pelo mesmo procedimento de encapsulamento por inchamento mostrou características antibacterianas que foram melhoradas quando foram adicionadas nanopartículas de Au. Por conseguinte, a interação da matriz polimérica parece ser uma explicação improvável; um comportamento diferente entre o MB e o TBO, apesar das suas semelhanças estruturais próximas, poderia ser a razão para o efeito oposto das nanopartículas de Au. As diferenças entre estes PS foram também realçadas pela maior quantidade de MB encapsulado em silicone em comparação com o TBO([197]).

Narband et al. demonstraram que a adição de nanopartículas de Au a uma solução de TBO melhorava a cinética de inativação de *S. aureus* por irradiação. Verificaram que as nanopartículas de 2 e 15 nm de diâmetro conseguiam uma maior inativação bacteriana, dependendo da proporção de TBO para as nanopartículas. Especulou-se que as razões para estas propriedades letais melhoradas residem numa maior captura de luz do PS quando adsorvido na superfície da nanopartícula e num decaimento diferente do PS do "estado excitado" para o estado fundamental. Isto ocorre através de uma via que conduz à formação de ROS (por exemplo, radicais hidroxilo) diferente do oxigénio singlete, cujo rendimento parece ser reduzido na presença de nanopartículas de Au ([198]).

A hipótese da melhor captação de luz foi demonstrada mais tarde por Narband et al. Neste estudo, o coeficiente de extinção de uma variedade de corantes catiónicos de tiazina (sendo o TBO e o MB os principais membros deste grupo e estes são conhecidos PS antibacterianos) é maior na presença de nanopartículas de Au. No mesmo estudo, outros

PS aniónicos não apresentaram este comportamento; como as nanopartículas têm uma carga positiva, parece que a adsorção dos PS na superfície das nanopartículas, causada por atração eletrostática, é essencial para o aumento do resultado da PDT([199]).

A possibilidade de as nanopartículas de Au interagirem como catalisadores foi proposta por Perni et al. A inativação de *E. coli* e *S. epidermidis* em silicone contendo MB foi diferentemente influenciada pela presença de nanopartículas de Au de diferentes tamanhos. As nanopartículas de 2 nm de diâmetro foram as únicas que demonstraram um processo de inativação melhorado, as partículas maiores de 5, 10 e 20 nm de diâmetro apresentaram resultados antimicrobianos progressivamente piores. Uma vez que as nanopartículas de Au de 2 nm são os catalisadores mais eficazes da reação de oxidação, Perni et al. especularam que as nanopartículas de Au melhoram a eficácia antibacteriana catalisando as reacções que resultam na morte das bactérias ([200]).

Xing et al. propuseram uma abordagem diferente para a combinação de nanopartículas e PS. Escolheram uma partícula aniónica (politiofeno) para ligar electrostaticamente uma porfirina catiónica e mostraram um efeito antibacteriano melhorado contra a *E. coli do* que o da porfirina livre. A interação eletrostática eliminou a necessidade de uma fase de ligação covalente na preparação; além disso, o poli-tiofeno melhorou o rendimento de oxigénio singlete da porfirina, aumentando as propriedades antimicrobianas([201]).

Os pontos quânticos (QD) feitos de CdSe/ZnS foram utilizados para melhorar a APDT do TBO. O efeito depende da concentração de pontos quânticos e é benéfico para a inativação bacteriana apenas a baixas concentrações de pontos quânticos. Os pontos quânticos aumentam a capacidade fotossensibilizadora do TBO através da absorção de luz com um comprimento de onda inferior a 488 nm e do seu aumento através de um processo de emissão para cerca de 627 nm, que está próximo do máximo de absorção do TBO. FRET (transferência de energia por ressonância de Forster) é o mecanismo em que a energia de excitação é transferida para um composto vizinho num processo sem radiação. A fluorescência encontrada para misturas de QD e TBO foi um mecanismo não-FRET, uma vez que a interação só foi possível através de um processo de radiação porque a separação entre compartimentos era muito maior do que a necessária num mecanismo FRET[(202)] . Parece haver um outro papel para os pontos quânticos: suprimem a formação de oxigénio singlete a partir das moléculas de TBO excitadas; na presença de QD, encontra-se mais TBO no estado excitado, mas o seu relaxamento para o estado fundamental não se faz através da formação de oxigénio singlete, mas através de outras espécies moleculares citotóxicas, como os radicais hidroxilo, responsáveis pela inativação bacteriana observada[(201)] .

Nanopartículas como PS

Há muito tempo que se sabe que o TiO2 é capaz de foto-oxidar. No entanto, o principal obstáculo à utilização de nanopartículas de TiO2 em aplicações médicas era o facto de a sua absorção se situar essencialmente na região UV do espetro eletromagnético. A aplicação do TiO2 para a desinfeção de água contaminada com *E. coli* foi demonstrada por Sanabria et al. Neste caso, a fonte de luz foi a ONU, eliminando a necessidade de uma lâmpada UV e os riscos para a saúde e segurança associados a essa radiação em aplicações médicas([203]).

A maior parte da investigação tem incidido na deslocação do espetro de absorção do TiO2 para a região do visível através da dopagem com outros elementos; Wang et al. *utilizaram* Er3+ e Yb3+ juntamente com Fe3+, tendo os resultados evidenciado que o nanopó TiO2-Er3+- Yb3-Fe3+ foi capaz de inativar a *A. hydrophia* sob IV (980 nm), enquanto o TiO2-Er3+-Yb3 não reduziu o número de bactérias viáveis(204). Outro elemento utilizado para dopar o TiO2, aumentando a absorção na parte visível do espetro, foi a Ag. Essas nanopartículas apresentaram toxicidade no escuro causada pela Ag, mas sob irradiação com luz branca a redução microbiana foi maior do que no escuro, demonstrando o processo letal fotoinduzido([205]).

Os fulerenos são o terceiro tipo de estrutura de carbono; são constituídos por 60 átomos de carbono dispostos numa estrutura esférica. Podem absorver a luz e demonstraram ser activos PS[(206)] . Geram ROS diferentes consoante o solvente, em solventes polares produzem radicais superóxido e hidroxilo, enquanto em solventes não polares geram predominantemente oxigénio singlete. Muitos estudos têm-se centrado na possível funcionalização dos fulerenos, tornando-os mais solúveis em água ou noutros fluidos biológicos ([207]).

Tegos et al. foram os primeiros a mostrar a possibilidade de APDT com fulerenos funcionalizados com seis compostos catiónicos diferentes. Os fulerenos funcionalizados com álcool foram menos eficazes do que os fulerenos funcionalizados com catiões, mas os catiónicos apresentaram uma maior toxicidade no escuro. Os fulerenos funcionalizados catiónicos, a uma concentração suficientemente baixa para resultar numa toxicidade mínima no escuro, continuaram a ser altamente eficazes contra *S. aureus* e *E. coli.* Além disso, foram mais eficazes do que o TBO e não induziram fotodanos em células de mamíferos nas condições em que se conseguiu uma redução bacteriana de 4-6 log10 (2 J cm-2 sob luz branca)([208]).

Spesia et al. prepararam uma *V-metlıil-2-*(40-acetamidofenil) fuleropirrolidina (MAC60) não carregada e um iodeto de fuleropirrolidínio (DTC602+) dicatónico *V*,V-dimetil-2-(*40-V,V,V-trimetilaminofenil*). Verificaram que o DTC602+ reduziu a *E. coli em* cerca de 3,5 log10 após 30 minutos de irradiação sob luz branca[(209)] .

Foram sintetizados outros fulerenos catiónicos e as suas propriedades antimicrobianas à luz foram avaliadas contra bactérias e leveduras[(210)] . Todos estes resultados confirmaram também que a carga superficial do PS é essencial para a ligação do PS às células bacterianas, em especial às bactérias Gram-negativas, para conseguir uma fotossensibilização eficaz das células-alvo. A importância da proximidade do PS ao organismo alvo na APDT foi também demonstrada utilizando vírus([211]).

VANTAGENS DAS NANOPARTÍCULAS

1. Estabilidade e solubilidade melhoradas, ou seja, dissolução num meio aquoso e libertação controlada.
2. Aumento da biodisponibilidade e redução da depuração através de um maior transporte através da membrana celular.
3. Maior capacidade de carga do fármaco devido ao aumento da área de superfície por unidade de massa e à elevada reatividade da superfície.
4. Maior tolerância dos tecidos atribuível à simulação do tamanho e à biomimética dos tecidos naturais

O encapsulamento de fotossensibilizadores num transportador de fármaco adequado, como as nanopartículas, é uma abordagem potencial para aumentar a eficácia do fotossensibilizador, o que inclui o aumento da acumulação do fotossensibilizador nas células-alvo e a inibição da capacidade da célula-alvo para bombear os fotossensibilizadores. A atividade fotodinâmica do PS é melhorada através da incorporação do fotossensibilizador em nanopartículas e da prevenção da sua inativação pelas redutases plasmáticas, protegendo assim a sua atividade fotodinâmica. Vários estudos mostraram resultados promissores para uma melhor degradação e disponibilidade do fármaco no local de ação, devido às vantagens acima referidas dos sistemas de nanopartículas[(184)].

As nanopartículas utilizadas na PDT podem ser divididas em duas classes por Chatterjee et al.[(32)] participantes activos e transportadores passivos na excitação do PS. Os participantes activos são ainda subdivididos, com base no mecanismo de ativação, em (a) fotossensibilizador (b) auto-iluminante (c) conversão ascendente. Os transportadores passivos são ainda classificados em função da composição do material em a) nanopartículas à base de polímeros biodegradáveis e b) nanopartículas não à base de polímeros, por exemplo, nanopartículas cerâmicas e metálicas. Os fotossensibilizadores podem ser ligados covalentemente à nanopartícula ou incorporados na nanopartícula ou encapsulados pela nanopartícula ou a própria nanopartícula pode atuar como fotossensibilizador[(185)].

A PDT baseada em nanopartículas tem sido bem explorada no domínio da terapia do cancro. Algumas nanopartículas, como as nanopartículas de ouro, sílica, óxidos metálicos, nanopartículas à base de polímeros e conversões ascendentes, têm sido utilizadas na PDT. Os pontos quânticos e os fulerenos pertencem a outro grupo de nanoestruturas e actuam como PS.

A PDT demonstrou ser eficaz contra os biofilmes orais, no tratamento da periodontite e da periimplantite como adjuvante da SRP. A TFD antimicrobiana baseada em nanopartículas tem sido efectuada in vitro e in vivo para o tratamento da periodontite e da peri-implantite. Estudos demonstraram que a TFD baseada em nanopartículas tem um melhor impacto na eliminação de agentes patogénicos periodontais no tratamento da periodontite do que o fotossensibilizador isolado[(185)].

NANOPARTÍCULAS MAIS UTILIZADAS EM PDT

Lipossomas

Os lipossomas são os primeiros sistemas de nanopartículas utilizados clinicamente. Não é tóxico, é biodegradável e biocompatível. São produzidos por nanoestruturas esféricas auto-fechadas com uma ou mais bicamadas lipídicas concêntricas e aderem à parede celular bacteriana(212) .

Nanopartículas de ouro e prata

O ouro/prata é um dos metais mais utilizados para nanopartículas em medicina. As nanopartículas de ouro/prata têm um tamanho de 1-100nm. A prata é uma das nanopartículas antibacterianas mais fortes. A área de superfície e a elevada reatividade permitem outras modificações e funcionalizações, melhorando assim o seu potencial alvo e a sua biodisponibilidade(213) .

Nanopartículas de óxido metálico

As nanopartículas de óxido metálico mais frequentemente utilizadas são o óxido dc fcrro e o óxido de zinco. Podem ser revestidas com sílica ou partículas de ouro. São utilizadas como sistemas de administração de fármacos devido às suas propriedades como a libertação controlada e a elevada capacidade de carga. Segundo estudos efectuados, as nanopartículas de zinco demonstraram ter propriedades antibacterianas e foram utilizadas com êxito numa propriedade fotodinâmica (214).

Nanopartículas de sílica mesoporosa (MSNs)

As nanopartículas de sílica foram objeto de um estudo aprofundado, tendo sido consideradas como possuindo propriedades mecânicas robustas, uma composição química relativamente inerte e não citotóxicas. As MSNs têm um tamanho de 2-50 nm e provaram ser versáteis, com características atractivas como a facilidade de encapsulação de fármacos, a estabilidade, o tamanho e volume dos poros ajustáveis e uma grande área de superfície. Além disso, sabe-se que as MSNs regulam negativamente os mediadores pró-inflamatórios, desempenhando assim um papel na resposta imunitária(215) .

Nanopartículas de quitosano

O quitosano é um biopolímero natural e não tóxico. As nanopartículas de quitosano são fabricadas pelo método de gelificação iónica, precipitação com tripolifosfato ou reticulação com glutaraldeído. As suas propriedades dependem do seu peso molecular. (216)

Nanopartículas poliméricas

Estas nanopartículas têm uma elevada solubilidade e facilidade de preparação, são estáveis, aumentam a disponibilidade e são biodegradáveis e biocompatíveis. São conhecidas pelo seu tempo de circulação sanguínea prolongado, pela modulação da biodistribuição e pelo aumento da solubilidade. Os mais utilizados são o PLGA (ácido poli-lático (co-glicólico)), o PVA (álcool polivinílico), o PLG (ácido poli-lático()[217]

Óxido de titânio (TiO2)

Recentemente ganhou interesse devido à sua boa biocompatibilidade, elevada estabilidade no ambiente fisiológico e baixa toxicidade. Após a exposição aos raios ultravioleta (UV), gera ROS que exercem potentes propriedades bactericidas, exibindo assim uma atividade antimicrobiana()[218]

Pontos Quânticos (QDs)

São sondas de imagem nanoparticuladas com elevados rendimentos quânticos, elevada fotoestabilidade e propriedades de emissão fluorescente que podem ser ajustadas por tamanho, podem ser direccionadas para áreas patológicas específicas e são solúveis em água. Têm potencial para serem elas próprias um fotossensibilizador (219).

Fulerenos

Os fulerenos são o terceiro isótopo estável do (C60), utilizados como nanopartículas em vários sistemas de administração de medicamentos. Tem atividade fotodinâmica e é utilizado como fotossensibilizador. Absorve fortemente a luz UV, enquanto absorve moderadamente a luz visível. Por conseguinte, é utilizado como fotossensibilizador. Devido à sua estrutura, as moléculas de fulereno têm um rendimento elevado de tripletos, um estado excitado por tripletos prolongado e geram ROS após a fotoactivação. Isto indica que podem atuar como um PS(220).

Tensoactivo aniónico sulfosuccinato de dioctilo e sódio (aerossol OT, AOT) AOT-Nanopartículas de alginato.

As nanopartículas de AOT-alginato não são tóxicas e foi referido que melhoram o rendimento de ROS dos fotossensibilizadores([221]).

Um estudo in vivo efectuado por Laura Marise de Freitas et al. utilizando nanopartículas de PLGA carregadas com azul de metileno (MBNP) demonstrou que a PDT mediada por MB-NP apresentou um efeito de morte 25% superior em comparação com MB livre. Apresenta um efeito fotodinâmico superior nas bactérias da placa dentária humana. O azul de metileno carece inicialmente das propriedades fotoquímicas e, quando encapsulado em PLGA, recupera a sua fototoxicidade quando libertado pelo PLGA. Assim, a MBNP pode ser utilizada para reduzir a contagem bacteriana em indivíduos com periodontite como adjuvante da SRP. Do mesmo modo, foram efectuados estudos in vitro sobre a PDT baseada em nanopartículas[(222)].

Vanja Klepac Ceraj et al. realizaram um estudo in vitro utilizando nanopartículas PLGA de azul de metileno catiónico. Descobriram que as nanopartículas catiónicas carregadas com MB eram mais eficazes do que as aniónicas e o MB livre, através de uma libertação dependente do tempo, quando encapsuladas em nanopartículas, e demonstraram fototoxicidade, resultando num nanoagente fotodinâmico ([223]).

Outro estudo in vitro efectuado por Enyu Shi et al. utilizando nanopartículas auto-montadas contendo verde de indocianina (ICG) e escova policatiónica (sPDMA@ICG NPS) provou um aumento da entrega de ICG às células bacterianas por sPDMA@ICG NPs, exibindo assim um desempenho sinérgico de PTT e PDT. Além disso, a eficiência da conversão fototérmica é elevada e mais forte em comparação com a ICG livre[(224)].

Marina Usacheva et al. utilizaram nanopartículas de AOT-alginato que encapsulam o azul de toluidina (TB) num estudo in vitro. Observaram que o tensioativo aniónico dioctil sulfosuccinato de sódio (AOT) e um polissacárido natural, o alginato de sódio, melhoram significativamente a retenção de moléculas solúveis em água nas células e a acumulação celular, o que resulta numa maior eficácia terapêutica do PS. Assim, foi comprovado o aumento da estabilidade do corante através do seu encapsulamento em nanopartículas de alginato, o que poderia ajudá-lo a permanecer mais tempo nos biofilmes bacterianos([221]).

Outro estudo in vitro efectuado por Nagahara et al. utilizando nanopartículas de ICG encapsuladas em quitosano (ICGNano/c) demonstrou que as nanopartículas de quitosano carregadas com CG são mais eficazes na destruição dos microrganismos do biofilme do que as ICG livres ([225]).

M. Li et al. realizaram outro estudo in vitro com a nanoestrutura Core-shell de nanopartículas de conversão ascendente e TiO2 (UCNPs@TiO2) para provar que as UCNPs@TiO2 conseguiram uma maior redução de organismos no biofilme em comparação com o controlo através dos efeitos inibitórios das UCNPs TiO2 nos agentes patogénicos relacionados com a periodontite ([226]).

Além disso, Ribeiro, A. P. D realizou um estudo in vitro utilizando nanoemulsões catiónicas e aniónicas encapsuladas em nanoemulsões de lipossomas (ClAlPc) em comparação com culturas de biofilme de MRSA e MSSA sem ClAlPc, tendo verificado que a NE-ClAlPc catiónica foi capaz de matar fotodinamicamente estirpes resistentes de S.areus ([22] 7).

Para citar um estudo in vivo realizado por De Moraes utilizando uma nanoemulsão lipídica contendo ClAlPc para a avaliação dos níveis de VEGF em tecidos gengivais normais após a aplicação da PDT mediada por ClAlPc carregada numa nanoemulsão lipídica, observou-se que houve um aumento dos níveis de VEGF no tecido gengival após a PDT, promovendo assim a regeneração óssea através da atividade osteoblástica([228]).

CONCLUSÃO

Apesar da sua história relativamente longa, a terapia fotodinâmica na fase clínica não tem sido bem utilizada em comparação com outros métodos, mas através da aplicação de nanomateriais existe uma nova forma de aumentar a eficácia deste tratamento. A terapia fotodinâmica enfrenta atualmente problemas como a falta de um fotossensibilizador aprovado, a hidrofobicidade dos fotossensibilizadores e a falta de acumulação selectiva de fotossensibilizadores nos tecidos alvo. As nanopartículas degradáveis podem induzir a libertação adequada de fotossensibilizadores nos tecidos-alvo, enquanto as nanopartículas não degradáveis actuam principalmente através da libertação de espécies reactivas de oxigénio nas células-alvo e os próprios fotossensibilizadores podem ser utilizados como catalisadores até serem removidos das células.

O tratamento fotodinâmico tornou-se uma opção de tratamento popular em contextos médicos e dentários em todo o mundo. Entre os métodos de tratamento periodontal atualmente utilizados, como o desbridamento mecânico, a cirurgia e os antibióticos, a terapia fotodinâmica antimicrobiana tem as características desejáveis de ser indolor, de início rápido e de não apresentar resistência bacteriana. Atualmente, a terapia fotodinâmica antimicrobiana é utilizada principalmente como adjuvante dos tratamentos mecânicos e de quimioterapia. Embora a aPDT tenha sido estudada com muito sucesso in vitro, a transposição da aPDT da bancada para a cabeceira do doente continua a ser um desafio. O aparecimento de nanopartículas activas na TFD pode aumentar o acesso a tecidos mais profundos neste método. No entanto, foram efectuados poucos estudos clínicos com nanopartículas e ainda existem algumas questões sobre a dosagem adequada de fármacos e radiação, os efeitos secundários e os benefícios clínicos destas nanopartículas. Os investigadores esperam que, num futuro próximo, a nanodisponibilização de fármacos possa melhorar a farmacocinética, a estabilidade intrassérica, a biodistribuição, a orientação para os tumores e a física ótica dos diferentes fotossensibilizadores.

Ao tratar na bolsa periodontal profunda, o nível de oxigénio pode ser muito mais baixo do que na parte coronal, bloqueando a progressão dos efeitos fototóxicos. Talvez no futuro, uma nova forma de instalar um tubo que transfira o oxigénio para a área de tratamento produza melhores resultados. Caso contrário, o desenvolvimento de PS enriquecidos com oxigénio pode ser uma alternativa. O desenvolvimento de fotossensibilizadores com propriedades antibacterianas e elevada biocompatibilidade não pode ser adiado.

Implicações para a investigação e a prática futura

Os avanços no desenvolvimento de novos fotossensibilizadores para melhores efeitos antibacterianos no tratamento da periodontite e da peri-implantite devem ser efectuados para melhorar os resultados clínicos utilizando esta tecnologia. Os efeitos da aPDT nas fases da terapia periodontal de suporte devem ser comparados com outras opções de tratamento alternativas, uma vez que esta abordagem não está associada à resistência antimicrobiana e não tem implicações com doenças sistémicas ou custos mais elevados em comparação com a utilização de outros comprimentos de onda laser. Nos locais de peri-implantite, com base nos resultados de estudos anteriores, a utilização de aPDT para além do tratamento de controlo não parece trazer melhorias clínicas adicionais. Assim, é necessário efetuar mais estudos centrados em protocolos padronizados para garantir uma meta-análise e uma tendência futura.

REFERÊNCIAS

1. Marsh PD, Bradshaw DJ. A placa dentária como um biofilme. J Ind Microbiol. 1995;15(3):169-175.
2. Marsh PD. Role of the oral microflora in health (Papel da microflora oral na saúde). Microb Ecol Health Dis. 2000;12(3):130-137.
3. Marsh PD, Featherstone A, Mckee AS, Hallsworth AS, Robinson C, Weatherell JA, et al. A Microbiological Study of Early Caries of Approximal Surfaces in Schoolchildren (Um Estudo Microbiológico de Cáries Precoces de Superfícies Aproximadas em Crianças em Idade Escolar). J Dent Res. 1989;68(7):1151-1154.
4. Kwon TH, Lamster IB, Levin L. Conceitos actuais no tratamento da periodontite. Int Dent J. 2021;71(6):462-476.
5. Papapanou PN, Sanz M, Buduneli N, Dietrich T, Feres M, Fine DH, et al. Periodontite: Relatório de consenso do grupo de trabalho 2 do Workshop Mundial de 2017 sobre a Classificação de Doenças e Condições Periodontais e Peri-Implantares. J Periodontol. 2018;89(1):173-182.
6. Soares GMS, Figueiredo LC, Faveri M, Cortelli SC, Duarte PM, Feres M. Mecanismos de Ação dos Antibióticos Sistémicos no Tretamento Periodontal Jaos 2012. J Appl Oral Sci. 2012;20(3):295-309.
7. Walker CB. A aquisição de resistência a antibióticos na microflora periodontal. Periodontol 2000. 1996;10(1):79-88.
8. Gupta P, Sarkar S, Das B, Bhattacharjee S, Tribedi P. Biofilme, patogénese e prevenção - uma jornada para quebrar o muro: uma revisão. Arch Microbiol. 2016;198(1):1-15.
9. Raghavendra M, Koregol A, Bhola S. Terapia fotodinâmica: Uma terapia direccionada em periodontia. Aust Dent J. 2009;54(1):102-109.
10. Allison RR, Bagnato VS, Cuenca R, Downie GH, Sibata CH. O futuro da terapia fotodinâmica em oncologia. Futur Oncol. 2006;2(1):53-71.
11. Konopka K, Goslinski T. Photodynamic therapy in dentistry (Terapia fotodinâmica em medicina dentária). J Dent Res. 2007;86(8):694-707.
12. Honigsmann H. Fototerapia e fotoquimioterapia. Semin Dermatol. 1990;9(1):84-

90.

13. Processos fotográficos primários em biologia e medicina. Prim Photo-Processes Biol Med. 1985;85(3):209-210.

14. Ackroyd R, Kelty C, Brown N, Reed M. The History of Photodetection and Photodynamic Therapy (A História da Fotodetecção e da Terapia Fotodinâmica). Photochem Photobiol. 2001;74(5):656-669.

15. Martinetto P, Gariglio M, Lombard GF, Fiscella B, Boggio F. Efeitos bactericidas induzidos por irradiação laser e hematoporfirina contra microrganismos grampositivos e gram-negativos. Drugs Exp Clin Res. 1986;12(4):335-342.

16. DeSimone NA, Christiansen C, Dore D. Bactericidal effect of 0.95-mW helium-neon and 5-mW indium-gallium-aluminum-phosphate laser irradiation at exposure times of 30, 60, and 120 seconds on photosensitized Staphylococcus aureus and Pseudomonas aeruginosa in vitro. Phys Ther. 1999 Sep;79(9):839-846.

17. Wilson M. Photolysis of oral bacteria and its potential use in the treatment of caries and periodontal disease (Fotólise de bactérias orais e sua potencial utilização no tratamento de cáries e doenças periodontais). J Appl Bacteriol. 1993;75(4):299-306.

18. Bertoloni G, Salvato B, Dall'Acqua M, Vazzoler M, Jori G. Fotoinactivação de Streptococcus faecalis sensibilizada por hematoporfirina. Photochem Photobiol. 1984;39(6):811-816.

19. Nitzan Y, Shainberg B, Malik Z. Photodynamic effects of deuteroporphyrin on Gram-positive bacteria (Efeitos fotodinâmicos da deuteroporfirina em bactérias Gram-positivas). Curr Microbiol. 1987;15(5):251-258.

20. Nitzan Y, Gutterman M, Malik Z, Ehrenberg B. Inativação de Bactérias Gram-Negativas por Porfirinas Fotossensibilizadas. Photochem Photobiol. 1992;55(1):89- 96.

21. Soukos NS, Mulholland SE, Socransky SS, Doukas AG. Fotodestruição de bactérias da placa dentária humana: Reforço do efeito fotodinâmico por ondas fotomecânicas num modelo de biofilme oral. Lasers Surg Med. 2003;33(3):161-168.

22. Pfitzner A, Sigusch BW, Albrecht V, Glockmann E. Bactericidal effects induced by laser irradiation and haematoporphyrin against gram-positive and gram-negative microorganisms. Drugs Exp Clin Res. 1986;12(4):335-342.

23. Vera DMA, Haynes MH, Ball AR, Dai T, Astrakas C, Kelso MJ, et al. Estratégias para potenciar a fotoinactivação antimicrobiana superando fenótipos resistentes. Photochem Photobiol. 2012;88(3):499-511.

24. Mitton D, Ackroyd R. A brief overview of photodynamic therapy in Europe (Uma breve panorâmica da terapia fotodinâmica na Europa). Photodiagnosis Photodyn Ther. 2008;5(2):103-111.

25. Broekgaarden M, Weijer R, van Gulik TM, Hamblin MR, Heger M. Vias de sobrevivência das células tumorais activadas pela terapia fotodinâmica: uma base molecular para estratégias de inibição farmacológica. Cancer Metastasis Rev. 2015;34(4):643- 690.

26. Hamblin MR. Antimicrobial photodynamic inactivation: a bright new technique to kill resistant microbes. Curr Opin Microbiol. 2016;33(4):67-73.

27. Agostinis P, Berg K, Cengel KA, Foster TH, Girotti AW, Gollnick SO, et al. Photodynamic therapy of cancer: Uma atualização. CA Cancer J Clin. 2011;61(4):250-281.

28. Kwiatkowski S, Knap B, Przystupski D, Saczko J, Kędzierska E, Knap-Czop K, et al. Photodynamic therapy - mechanisms, photosensitizers and combinations. Biomed Pharmacother. 2018;106(7):1098-1107.

29. Allison RR, Sibata CH. Fotossensibilizadores da terapia fotodinâmica oncológica: Uma revisão clínica. Photodiagnosis Photodyn Ther. 2010;7(2):61-75.

30. Abrahamse H, Hamblin MR. Novos fotossensibilizadores para terapia fotodinâmica. Biochem J. 2016;473(4):347-364.

31. Zhang J, Jiang C, Figueiró Longo JP, Azevedo RB, Zhang H, Muehlmann LA. Uma visão geral atualizada sobre o desenvolvimento de novos fotossensibilizadores para terapia fotodinâmica anticâncer. Ata Pharm Sin B. 2018;8(2):137-146.

32. Chatterjee DK, Fong LS, Zhang Y. Nanopartículas na terapia fotodinâmica: Um paradigma emergente. Adv Drug Deliv Rev. 2008;60(15):1627-1637.

33. Yoon I, Li JZ, Shim YK. Avanços nos fotossensibilizadores e no fornecimento de luz para a terapia fotodinâmica. Clin Endosc. 2013;46(1):7-23.

34. Moriwaki K, Sawada T, Akiyama M, Ikeda A, Kikuchi J ichi, Matsumura T, et al. Síntese e Propriedades Fotofísicas de Clorinas S-Manosiladas e o seu Efeito na Fotocitotoxicidade em Células HeLa. Bull Chem Soc Jpn. 2018;91(2):230-236.

35. De Rosa FS, Bentley MVLB. Terapia fotodinâmica dos cancros da pele: Sensibilizadores, estudos clínicos e directivas futuras. Pharm Res. 2000;17(12):1447-1455.

36. Morton CA. O papel emergente da 5-ALA-PDT em dermatologia: Será a PDT superior aos tratamentos padrão? J Dermatolog Treat. 2002;13(1):25-30.

37. Josefsen LB, Boyle RW. Terapia fotodinâmica: Novos fotossensibilizadores de terceira geração, um passo mais próximo? Br J Pharmacol. 2008;154(1):1-3.

38. Kataoka H, Nishie H, Hayashi N, Tanaka M, Nomoto A, Yano S, et al. New photodynamic therapy with next-generation photosensitizers. Ann Transl Med. 2017;5(8):1-7.

39. Savellano MD, Hasan T. Targeting Cells That Overexpress the Epidermal Growth Fator Recetor with Polyethylene Glycolated BPD Verteporfin Photosensitizer Immunoconjugates. Photochem Photobiol. 2007;77(4):431- 439.

40. Di Stasio D, Romano A, Russo D, Fiori F, Laino L, Caponio VCA, et al. Terapia fotodinâmica com azul de toluidina tópico para o tratamento da leucoplasia oral: Uma série de casos prospectivos. Photodiagnosis Photodyn Ther. 2020;31(4):1-5.

41. S. Vahabi RF, , S. Ayremlou, S. Taheri NZ. The Effect of Antimicrobial Photodynamic Therapy with Radachlo- rin and Toluidine Blue on Streptococcus Mutans: Um estudo in vitro. J Dent Tehran Univ Med plaque. 2011;8(2):48-54.

42. Al Habashneh R, Mashal MA, Khader Y, Qudah R. Efeitos clínicos e biológicos da terapia fotodinâmica adjuvante na periodontite refractária. J Lasers Med Sci. 2019;10(2):139-145.

43. Tokubo LM, Rosalen PL, de Cássia Orlandi Sardi J, Freires IA, Fujimaki M, Umeda JE, et al. Efeito antimicrobiano da terapia fotodinâmica utilizando a combinação eritrosina/azul de metileno no biofilme de Streptococcus mutans. Photodiagnosis Photodyn Ther. 2018;23(1):94-98.

44. Oliveira BP de, Lins CC dos SA, Diniz FA, Melo LL, Castro CMMB de. Fotoinativação antimicrobiana in vitro com azul de metileno em diferentes microrganismos. Brazilian J Oral Sci. 2014;13(1):53-75.

45. Cavalcanti V, Moura F, Souza G. Fotodiagnóstico e Terapia Fotodinâmica Terapia fotodinâmica para tratamento da mucosite oral: estudo piloto com pacientes pediátricos submetidos à quimioterapia. Photodiagnosis Photodyn Ther. 2018;21(7):115-120.

46. Benya R, Quintana J, Brundage B. Catheterization and Cardiovascular Diagnosis 17:231-233 (1 989) Adverse Reactions to lndocyanine Green: Um relato de caso e uma revisão da literatura. 1989;233(9):231-233.

47. Srivastava A, Singh PK, Ali A, Singh PP, Srivastava V. Aplicações recentes da catálise do Rosa de Bengala em N-heterociclos: Uma breve revisão. RSC Adv. 2020;10(65):39495-39508.

48. Hirose M, Yoshida Y, Horii K, Hasegawa Y, Shibuya Y. Eficácia da terapia fotodinâmica antimicrobiana com Rosa Bengala e luz azul contra bactérias cariogénicas. Arch Oral Biol. 2021;122(7):105024.

49. Wang D, Pan H, Yan Y, Zhang F. Inativação fotodinâmica mediada pelo rosa de bengala contra periodontopatógenos in vitro. Photodiagnosis Photodyn Ther. 2021;34(5):102250.

50. Li Y, Jiao J, Qi Y, Yu W, Yang S, Zhang J, et al. Curcumin: Uma revisão de estudos experimentais e mecanismos relacionados com o tratamento da periodontite. J Periodontal Res. 2021;56(5):837-47.

51. Sreedhar A, Sarkar I, Rajan P, Pai J, Malagi S, Kamath V, et al. Avaliação comparativa da eficácia do gel de curcumina com e sem foto-ativação como adjuvante da destartarização e alisamento radicular no tratamento da periodontite crónica: Um estudo clínico e microbiológico de boca dividida. J Nat Sci Biol Med. 2015;6(4):102-109.

52. Garcia MT, Ward RA da C, Gonçalves NMF, Pedroso LLC, Neto JV da S, Strixino JF, et al. Suscetibilidade de biofilmes de microcosmos de cárie dentária à terapia fotodinâmica mediada por fotoenticina. Farmacêutica. 2021;13(11):1-15.

53. Hwang HR, Lee ES, Kang SM, Chung KH, Kim B II. Efeito da terapia

fotodinâmica antimicrobiana com extrato de Chlorella e Curcuma em biofilmes de Streptococcus mutans. Photodiagnosis Photodyn Ther. 2021;35(6):102411.

54. Gonçalves MLL, Santos EM, Renno ACM, Horliana ACRT, Cruz M de A, Parisi JR, et al. Eritrosina como fotossensibilizador para terapia fotodinâmica antimicrobiana com diodos emissores de luz azul - Um estudo in vitro. Photodiagnosis Photodyn Ther. 2021;35(5):102445.

55. Oliveira S do S do C, Araújo RDC, da Silva GA, Leitão JH, da Silva Sousa SAB, Fonseca LP, et al. Bixa orellana L. do norte do Brasil: análise morfológica, conteúdo fenólico, atividades antioxidante e antibacteriana. Rev Bras Bot. 2022;45(3):883-896.

56. Piksa M, Lian C, Samuel IC, Pawlik KJ, Samuel IDW, Matczyszyn K. O papel da fonte de luz na terapia fotodinâmica antimicrobiana. Chem Soc Rev. 2023;52(5):1697-722.

57. Stoien JD, Wang RJ. Effect of near ultraviolet and visible light on mammalian cells in culture II. Formação de fotoprodutos tóxicos no meio de cultura de tecidos por luz negra. Proc Natl Acad Sci U S A. 1974;71(10):3961-3965.

58. Marionnet C, Tricaud C, Bernerd F. Exposição à luz solar UV não extrema: Caracterização espetral, efeitos na pele e fotoprotecção. Int J Mol Sci. 2015;16(1):68-90.

59. Chuang TY, Heinrich LA, Schultz MD, Reizner GT, Kumm RC, Cripps DJ. PUVA e cancro da pele: Um estudo de coorte histórico em 492 pacientes. J Am Acad Dermatol. 1992;26(2):173-177.

60. Liebmann J, Born M, Kolb-Bachofen V. Blue-light irradiation regulates proliferation and differentiation in human skin cells. J Invest Dermatol. 2010;130(1):259-269.

61. Oplander C, Hidding S, Werners FB, Born M, Pallua N, Suschek C V. Efeitos da irradiação de luz azul em fibroblastos dérmicos humanos. J Photochem Photobiol B Biol. 2011;103(2):118-125.

62. Mignon C, Uzunbajakava NE, Raafs B, Botchkareva N V., Tobin DJ. Photobiomodulation of human dermal fibroblasts in vitro: Papel decisivo das condições de cultura de células e protocolos de tratamento no resultado

experimental. Sci Rep. 2017;7(1):1-14.

63. Arnault E, Barrau C, Nanteau C, Gondouin P, Bigot K, Viénot F, et al. Phototoxic Action Spectrum on a Retinal Pigment Epithelium Model of Age- Related Macular Degeneration Exposed to Sunlight Normalized Conditions (Espectro de Ação Fototóxica num Modelo de Epitélio Pigmentar da Retina de Degenerescência Macular Relacionada com a Idade Exposto a Condições Normalizadas de Luz Solar). PLoS One. 2013;8(8):e71398.

64. Downie LE, Wormald R, Evans J, Virgili G, Keller PR, Lawrenson JG, et al. Análise de uma revisão sistemática sobre lentes intra-oculares filtrantes de luz azul para proteção da retina: Understanding the Limitations of the Evidence (Compreender as Limitações da Evidência). JAMA Ophthalmol. 2019;137(6):694-697.

65. Pucelik B, Sulek A, Dabrowski JM. Bacterioclorinas e seus complexos metálicos como fotossensibilizadores de absorção NIR: propriedades, mecanismos e aplicações. Coord Chem Rev. 2020;4169(10):213340.

66. Anderson RR, Parrish JA. A ótica da pele humana. J Invest Dermatol. 1981;77(1):13-119.

67. Ash C, Dubec M, Donne K, Bashford T. Efeito do comprimento de onda e da largura do feixe na penetração na interação luz-tecido utilizando métodos computacionais. Lasers Med Sci. 2017;32(8):1909-1918.

68. Bashkatov AN, Genina EA, Kochubey VI, Tuchin V V. Propriedades ópticas da pele humana, tecido subcutâneo e mucoso1s na gama de comprimentos de onda de 400 a 2000 nm. J Phys D Appl Phys. 2005;38(15):2543-2555.

69. Wilson BC. [1] Wilson_B_1983 monte carlo light absorption tissues. Med Phys. 1983 Nov;10(6):824-30.

70. Binzoni T, Leung TS, Giust R, Rüfenacht D, Gandjbakhche AH. Light transport in tissue by 3D Monte Carlo: Influence of boundary voxelization. Comput Methods Programs Biomed. 2008;89(1):14-23.

71. Bouillaguet S, Caillot G, Forchelet J, Cattani-Lorente M, Wataha JC, Krejci I. Riscos térmicos das unidades de polimerização LED e QTH de alta intensidade durante a polimerização de resinas dentárias. J Biomed Mater Res - Parte B Appl

Biomater. 2005;72(2):260-267.

72. Brancaleon L, Moseley H. Fontes de luz laser e não laser para terapia fotodinâmica. Lasers Med Sci. 2002;17(3):173-186.

73. Yun SH, Kwok SJJ. Luz no diagnóstico, terapia e cirurgia. Nat Biomed Eng. 2017;1(1):0008.

74. Hempstead J, Jones DP, Ziouche A, Cramer GM, Rizvi I, Arnason S, et al. Dispositivos de terapia fotodinâmica de baixo custo para ambientes de saúde globais: Caracterização do desempenho do LED alimentado por bateria e imagem de smartphone em modelos de tumor 3D. Sci Rep. 2015;5(2):1-13.

75. Attili SK, Lesar A, McNeill A, Camacho-Lopez M, Moseley H, Ibbotson S, et al. An open pilot study of ambulatory photodynamic therapy using a wearable low-irradiance organic light-emitting diode light source in the treatment of nonmelanoma skin cancer. Br J Dermatol. 2009;161(1):170-173.

76. Hofmann S, Thomschke M, Freitag P, Furno M, Lüssem B, Leo K. Díodos orgânicos emissores de luz de emissão superior: Influência do design da cavidade. Appl Phys Lett. 2010;97(25):2-5.

77. Lian C, Piksa M, Yoshida K, Persheyev S, Pawlik KJ, Matczyszyn K, et al. Díodos emissores de luz orgânicos flexíveis para terapia fotodinâmica antimicrobiana. npj Flex Electron. 2019;3(1):1-6.

78. Wiegell SR, Skodt V, Wulf HC. Terapia fotodinâmica mediada pela luz do dia em carcinomas basocelulares - Um estudo exploratório. J Eur Acad Dermatology Venereol. 2014;28(2):169-75.

79. Nissen C V., Heerfordt IM, Wiegell SR, Mikkelsen CS, Wulf HC. O pré-tratamento com creme de 5-fluorouracil aumenta a eficácia da terapia fotodinâmica mediada pela luz do dia para a queratose actínica. Ata Derm Venereol. 2017;97(5):617-621.

80. Marsh PD. A placa dentária como um biofilme microbiano. Caries Res. 2004;38(3):204- 211.

81. Kumar PS, Griffen AL, Moeschberger ML, Leys EJ. Identification of candidate periodontal pathogens and beneficial species by quantitative 16S clonal analysis.

J Clin Microbiol. 2005;43(8):3944-3955.

82. Tahmassebi JF, Drogkari E, Wood SR. Um estudo do controlo de biofilmes da placa oral através da terapia fotodinâmica antibacteriana. Eur Arch Paediatr Dent. 2015;16(6):433-440.

83. P. S, A. G. Biocidas antiplaca e resistência bacteriana: uma revisão. J Clin Periodontol. 2002;29(11):965-974.

84. Petersen PE. Política global da Organização Mundial de Saúde para a melhoria da saúde oral - Assembleia Mundial de Saúde 2007. Int Dent J. 2008;58(3):115-121.

85. He J, Li Y, Cao Y, Xue J, Zhou X. A diversidade do microbioma oral e a sua relação com as doenças humanas. Folia Microbiol (Praha). 2015;60(1):69-80.

86. Murray CJL, Vos T, Lozano R, Naghavi M, Flaxman AD, Michaud C, et al. Anos de vida ajustados pela incapacidade (DALYs) para 291 doenças e lesões em 21 regiões, 1990-2010: Uma análise sistemática para o Global Burden of Disease Study 2010. Lancet. 2012;380(9859):2197-2223.

87. Haapasalo M, Endal U, Zandi H, Coil JM. Erradicação da infeção endodôntica por instrumentação e soluções de irrigação. Endod Top. 2005;10(1):77-102.

88. Peters LB, Wesselink PR, Buijs JF, Van Winkelhoff AJ. Bactérias viáveis nos túbulos dentinários radiculares de dentes com periodontite apical. J Endod. 2001;27(2):76-81.

89. Peters LB, Wesselink PR, Moorer WR. Penetração de bactérias na dentina radicular bovina in vitro. Int Endod J. 2000;33(1):28-36.

90. Hengzhuang W, Wu H, Ciofu O, Song Z, Hoiby N. PharmacokineticsZpharmacodynamics of colistin and imipenem on mucoid and nonmucoid Pseudomonas aeruginosa biofilms. Antimicrob Agents Chemother. 2011;55(9):4469-4474.

91. Qi M, Chi M, Sun X, Xie X, Weir MD, Oates TW, et al. Novel nanomaterialbased antibacterial photodynamic therapies to combat oral bacterial biofilms and infectious diseases. Int J Nanomedicine. 2019;14(5):6937-6956.

92. Wood S, Metcalf D, Devine D, Robinson C. Erythrosine is a potential photosensitizer for the photodynamic therapy of oral plaque biofilms. J

Antimicrob Chemother. 2006;57(4):680-684.

93. Malik Z, Ladan H, Nitzan Y, Ehrenberg B. A atividade bactericida de uma mistura de deuteroporfirina-hemin em bactérias gram-positivas. Um estudo microbiológico e espetroscópico. J Photochem Photobiol B Biol. 1990;6(4):419-430.

94. Bertolini G, Rossi F, Valduga G, Jori G, van Lier J. Photosensitizing activity of water- and lipid-soluble phthalocyanines on Escherichia coli. FEMS Microbiol Lett. 1990;71(1-2):149-55.

95. Soukos NS, Ximenez-Fyvie LA, Hamblin MR, Socransky SS, Hasan T. Targeted antimicrobial photochemotherapy. Antimicrob Agents Chemother. 1998;42(10):2595-601.

96. Komerik N, Curnow A, MacRobert AJ, Hopper C, Speight PM, Wilson M. Fluorescence biodistribution and photosensitising activity of toluidine blue O on rat buccal mucosa. Lasers Med Sci. 2002;17(2):86-92.

97. Komerik N, Nakanishi H, MacRobert AJ, Henderson B, Speight P, Wilson M. In vivo killing of Porphyromonas gingivalis by toluidine blue-mediated photosensitization in an animal model. Antimicrob Agents Chemother. 2003;47(3):932-940.

98. Meyer M, Bown SG, Speight P. A study of the effects of photodynamic therapy on the normal tissues of the rabbit jaw (Estudo dos efeitos da terapia fotodinâmica nos tecidos normais da mandíbula do coelho). Br J Cancer. 1991;64(6):1093-1097.

99. Pe MB, Sano K, Inokuchi T. Efeitos da terapia fotodinâmica na língua normal do rato. J Oral Maxillofac Surg. 1993;51(10):1129-1134.

100. Mishima E, Sharma A. Tannerella forsythia invasion in oral epithelial cells requires phosphoinositide 3-Kinase activation and clathrin-mediated endocytosis. Microbiology. 2011;157(8):2382-2391.

101. Giannelli M, Formigli L, Lorenzini L, Bani D. Terapia combinada de laser de díodo fotoablativo e fotodinâmico como adjuvante do tratamento periodontal não cirúrgico. Um ensaio clínico aleatório de boca dividida. J Clin Periodontol. 2012;39(10):962-970.

102. Giannobile W V. Host-Response Therapeutics for Periodontal Diseases (Terapêutica da resposta do hospedeiro para doenças periodontais). J Periodontol. 2008;79(8):1592-600.

103. Ardila CM, Granada MI, Guzmán IC. Resistência antibiótica de espécies subgengivais em pacientes com periodontite crónica. J Periodontal Res. 2010;45(4):557-63.

104. Mielczarek-Badora E, Szulc M. Photodynamic therapy and its role in periodontitis treatment. Postepy Hig Med Dosw. 2013;67(3):1058-1065.

105. Fontana CR, Abernethy AD, Som S, Ruggiero K, Doucette S, Marcantonio RC, et al. O efeito antibacteriano da terapia fotodinâmica em biofilmes derivados da placa dentária. J Periodontal Res. 2009;44(6):751-759.

106. Davies DG, Parsek MR, Pearson JP, Iglewski BH, Costerton JW, Greenberg. O envolvimento de sinais célula a célula no desenvolvimento de um biofilme bacteriano. Science 1998;280(4):295-298.

107. Taylor P, Fusetani N. Biofouling : The Journal of Bioadhesion and Biofilm Research The fusetani biofouling project. 1998;(1):37-41.

108. Tegos GP, Hamblin MR. Os fotossensibilizadores antimicrobianos de fenotiazina são substratos de bombas bacterianas de resistência a múltiplos fármacos. Antimicrob Agents Chemother. 2006;50(1):196-203.

109. Holmes CJ, Evans RC. Resistance of bacterial bofilms to antibiotics. J Antimicrob Chemother. 1989;24(1):84.

110. Sterer N, Feuerstein O. Effect of visible light on malodour production by mixed oral microflora. J Med Microbiol. 2005;54(12):1225-1229.

111. Rani SA, Pitts B, Stewart PS. Difusão rápida de marcadores fluorescentes em biofilmes de Staphylococcus epidermidis visualizados por microscopia de lapso de tempo. Antimicrob Agents Chemother. 2005;49(2):728-732.

112. Soukos NS, Goodson JM. Terapia fotodinâmica no controlo de biofilmes orais. Periodontol 2000. 2011;55(1):143-166.

113. Moore WEC, Moore LLVH. As bactérias das doenças periodontais. Periodontol 2000. Periodontologia. 2000;5(1):66-77.

114. Lee YH, Hong JY. O microbioma oral como comediador da halitose e da periodontite: uma revisão narrativa. Front Oral Heal. 2023;4(8):1-10.

115. Marsh PD. A placa bacteriana como um biofilme: Princípios farmacológicos da administração e ação de medicamentos no ambiente sub e supragengival. Oral Dis. 2003;9(1):16-
22.

116. Bhatti M, MacRobert A, Henderson B, Shepherd P, Cridland J, Wilson M. Fotossensibilização letal de Porphyromonas gingivalis orientada por anticorpos. Antimicrob Agents Chemother. 2000;44(10):2615-2618.

117. Hamblin MR, Hasan T. Photodynamic therapy: Uma nova abordagem antimicrobiana às doenças infecciosas? Photochem Photobiol Sci. 2004;3(5):436-50.

118. Vaara M. Agents that increase the permeability of the outer membrane (Agentes que aumentam a permeabilidade da membrana externa). Microbiol Rev. 1992;56(3):395-411.

119. Bertoloni G, Rossi F, Valduga G, Jori G, Ali H, van Lier JE. Photosensitizing activity of water- and lipid-soluble phthalocyanines on prokaryotic and eukaryotic microbial cells. Microbios. 1992;71(286):33-46.

120. Komerik N, Wilson M, Poole S. The Effect of Photodynamic Action on Two Virulence Factors of. Photochem Photobiol. 2000;72(5):676-680.

121. Packer S, Bhatti M, Burns T, Wilson M. Inativação de enzimas proteolíticas de Porphyromonas gingivalis utilizando agentes activados por luz. Lasers Med Sci. 2000;15(1):24-30.

122. Valduga G, Breda B, Giacometti GM, Jori G, Reddi E. Fotossensibilização de estirpes selvagens e mutantes de Escherichia coli por meso-tetra (N-metil-4-piridil)porfina. Biochem Biophys Res Commun. 1999;256(1):84-85.

123. Soukos NS, Hamblin MR, Hasan T. The Effect of Charge on Cellular Uptake and Phototoxicity of Polylysine Chlorine6 Conjugates. Photochem Photobiol. 1997;65(4):723-729.

124. Nitzan Y, Shainberg B, Malik Z. O mecanismo de inativação fotodinâmica de

Staphylococcus aureus pela deuteroporfirina. Curr Microbiol. 1989;19(4):265-269.

125. Millson CE, Thurrell W, Buonaccorsi G, Wilson M, Macrobert AJ, Bown SG. The effect of low-power laser light at different doses on gastric mucosa sensitized with methylene blue, haematoporphyrin derivative or toluidine blue. Lasers Med Sci. 1997;12(2):145-150.

126. Jori G, Fabris C, Soncin M, Ferro S, Coppellotti O, Dei D, et al. Photodynamic therapy in the treatment of microbial infections: Princípios básicos e aplicações em perspetiva. Lasers Surg Med. 2006;38(5):468-481.

127. de Oliveira RR, Schwartz-Filho HO, Novaes AB, Garlet GP, Freitas de Souza R, Taba M, et al. Terapia Fotodinâmica Antimicrobiana no Tratamento Não Cirúrgico da Periodontite Agressiva: Perfil de Citocinas no Fluido Crevicular Gengival, Resultados Preliminares. J Periodontol. 2009;80(1):98-105.

128. Chondros P, Nikolidakis D, Christodoulides N, Rossler R, Gutknecht N, Sculean A. Photodynamic therapy as adjunct to non-surgical periodontal treatment in patients on periodontal maintenance: Um ensaio clínico controlado e aleatório. Lasers Med Sci. 2009;24(5):681-688.

129. Braun A, Dehn C, Krause F, Jepsen S. Efeitos clínicos a curto prazo da terapia fotodinâmica antimicrobiana adjuvante no tratamento periodontal: Um ensaio clínico aleatório. J Clin Periodontol. 2008;35(10):877-884.

130. de Oliveira RR, Schwartz-Filho HO, Novaes AB, Taba M. Terapia fotodinâmica antimicrobiana no tratamento não cirúrgico da periodontite agressiva: Um Estudo Clínico Preliminar Randomizado e Controlado. J Periodontol. 2007;78(6):965-973.

131. Christodoulides N, Nikolidakis D, Chondros P, Becker J, Schwarz F, Rossler R, et al. Photodynamic Therapy as an Adjunct to Non-Surgical Periodontal Treatment: A Randomized, Controlled Clinical Trial. J Periodontol. 2008;79(9):1638-1644.

132. Hill G, Dehn C, Hinze AV, Frentzen M, Meister J. Terapia fotodinâmica antimicrobiana adjuvante à base de verde de indocianina para o tratamento da periodontite crónica: Um ensaio clínico aleatório. Photodiagnosis Photodyn Ther. 2019;26(8):29-35.

133. Bundidpun P, Srisuwantha R, Laosrisin N. Photodynamic therapy as an adjunct in periodontal treatment (Terapia fotodinâmica como adjuvante no tratamento periodontal). 2017;11(6):33-39.

134. Petelin M, Perkic K, Seme K, Gaspirc B. Efeito da terapia fotodinâmica antimicrobiana adjuvante repetida em agentes patogénicos periodontais subgengivais no tratamento da periodontite crónica. Lasers Med Sci. 2015;30(6):1647-1656.

135. Polansky R, Haas M, Heschl A, Wimmer G. Eficácia clínica da terapia fotodinâmica no tratamento da periodontite. J Clin Periodontol. 2009;36(7):575-580.

136. Ravi Raj K, Musalaiah SVVS, Nagasri M, Aravind Kumar P, Indeevar Reddy P, Greeshma M. Avaliação da eficácia da terapia fotodinâmica como adjuvante da terapia periodontal não cirúrgica no tratamento de pacientes com periodontite crónica: Um estudo clínico-microbiológico. Indian J Dent Res. 2016;27(5):483-487.

137. Segarra-Vidal M, Guerra-Ojeda S, Vallés LS, López-Roldán A, Mauricio MD, Aldasoro M, et al. Efeitos da terapia fotodinâmica no tratamento periodontal: Um ensaio clínico aleatório e controlado. J Clin Periodontol. 2017;44(9):915-925.

138. Sethi K, Raut C. Terapia fotodinâmica antimicrobiana utilizando indocianina verde como fotossensibilizador no tratamento da periodontite crónica: Um estudo clínico-microbiano. Indian J Dent Res. 2019;30(6):870-876.

139. Sigusch BW, Engelbrecht M, Volpel A, Holletschke A, Pfister W, Schütze J. Terapia Fotodinâmica Antimicrobiana de Boca Inteira em Pacientes com Periodontite Infetada por Fusobacterium nucleatum . J Periodontol. 2010;81(7):975-981.

140. Tabenski L, Moder D, Cieplik F, Schenke F, Hiller KA, Buchalla W, et al. Terapia fotodinâmica antimicrobiana vs. minociclina local em complemento à terapia não cirúrgica de bolsas periodontais profundas: um ensaio clínico aleatório controlado. Clin Oral Investig. 2017;21(7):2253-2264.

141. Theodoro LH, Silva SP, Pires JR, Soares GHG, Pontes AEF, Zuza EP, et al. Efeitos clínicos e microbiológicos da terapia fotodinâmica associada ao tratamento

periodontal não cirúrgico. Um acompanhamento de 6 meses. Lasers Med Sci. 2012;27(4):687-693.

142. Kharkwal GB, Sharma SK, Huang YY, Dai T, Hamblin MR. Terapia fotodinâmica para infecções: Aplicações clínicas. Lasers Surg Med. 2011;43(7):755- 767.

143. Hoedke D, Enseleit C, Gruner D, Dommisch H, Schlafer S, Dige I, et al. Efeito da terapia fotodinâmica em combinação com vários protocolos de irrigação em um biofilme endodôntico multiespécie ex vivo. Int Endod J. 2018;51:e23-34.

144. Nielsen HK, Garcia J, Væth M, Schlafer S. Comparação da riboflavina e do azul de toluidina O como fotossensibilizadores para a desinfeção fotoactivada de agentes patogénicos endodônticos e periodontais in vitro. PLoS One. 2015;10(10):1-11.

145. Soukos NS, Wilson M, Burns T, Speight PM. Photodynamic effects of toluidine blue on human oral keratinocytes and fibroblasts and Streptococcus sanguis evaluated in vitro. Lasers Surg Med. 1996;18(3):253-259.

146. Vyas SP, Sihorkar V, Mishra V. Estratégias de administração de fármacos controladas e direccionadas para as doenças das bolsas intraperiodontais. J Clin Pharm Ther. 2000;25(1):21-42.

147. Andersen R, Loebel N, Hammond D, Wilson M. Treatment of periodontal disease by photodisinfection compared to scaling and root planing. J Clin Dent. 2007;18(2):34-38.

148. DiFonzo N, Bordia P. Reproduzido com a autorização do proprietário dos direitos de autor. Proibida a reprodução posterior sem. J Allergy Clin Immunol. 1998;130(2):556.

149. Sigusch BW, Pfitzner A, Albrecht V, Glockmann E. Eficácia da Terapia Fotodinâmica nos Sinais Inflamatórios e em Duas Espécies Periodontopatogénicas Seleccionadas num Modelo de Cão Beagle. J Periodontol. 2005;76(7):1100-1105.

150. Bhatti M, MacRobert A, Meghji S, Henderson B, Wilson M. Effect of Dosimetric and Physiological Factors on the Lethal Photosensitization of Porphyromonas gingivalis in vitro. Photochem Photobiol. 1997;65(6):1026- 1031.

151. Chan Y, Lai CH. Efeitos bactericidas de diferentes comprimentos de onda de laser em germes periodontopáticos em terapia fotodinâmica. Lasers Med Sci. 2003;18(1):51-55.

152. Yilmaz S, Kuru B, Kuru L, Noyan L, Argun D, Kadir T. Efeito do laser de díodo de arsenieto de gálio na doença periodontal humana: Um estudo microbiológico e clínico. Lasers Surg Med. 2002;30(1):60-66.

153. Haas R, Dortbudak O, Mensdorff-Pouilly N, Mailath G. Eliminação de bactérias em diferentes superfícies de implantes através de fotossensibilização e laser suave: Um estudo in vitro. Vol. 8, Investigação Clínica sobre Implantes Orais. 1997. p. 249-254.

154. Awad Shibli J, Compagnoni Martins M, Helena Theodoro L, Fraga Moreira Lotufo R, Gouveia Garcia V, Marcantonio Jr E. Fotossensibilização letal no tratamento microbiológico da peri-implantite induzida por ligadura: um estudo preliminar em cães. J Oral Sci. 2003;45(1):17-23.

155. Malik R, Manocha A, Suresh DK. Terapia fotodinâmica - Uma revisão estratégica. Indian J Dent Res. 2010;21(2):285-291.

156. De Melo WCMA, Avci P, De Oliveira MN, Gupta A, Vecchio D, Sadasivam M, et al. Inativação fotodinâmica do biofilme: Adotar uma abordagem ligeiramente colorida à infeção persistente. Expert Rev Anti Infect Ther. 2013;11(7):669- 693.

157. Kikuchi T, Mogi M, Okabe I, Okada K, Goto H, Sasaki Y, et al. Aplicação adjunta da terapia fotodinâmica antimicrobiana no tratamento periodontal não cirúrgico: Uma revisão da literatura. Int J Mol Sci. 2015;16(10):24111-24126.

158. Kadkhoda J, Tarighatnia A, Barar J, Aghanejad A, Davaran S. Recent advances and trends in nanoparticles based photothermal and photodynamic therapy. Photodiagnosis Photodyn Ther. 2022;37(37):102697.

159. Rajesh S, Koshi E, Philip K, Mohan A. Terapia fotodinâmica antimicrobiana: Uma visão geral. J Indian Soc Periodontol. 2011;15(4):323-327.

160. Zeina B, Greenman J, Corry D, Purcell WM. Cytotoxic effects of antimicrobial photodynamic therapy on keratinocytes in vitro (Efeitos citotóxicos da terapia fotodinâmica antimicrobiana nos queratinócitos in vitro). Br J Dermatol. 2002;146(4):568-573.

161. Agarwal P, Shashikumar P, Rai S. Terapia fotodinâmica reforçada com nanopartículas no tratamento da periodontite. 2022;5(4):210-220.

162. Madi M, Alagl AS. O efeito de diferentes superfícies de implantes e terapia fotodinâmica em bactérias periodontopáticas usando o ensaio de PCR TaqMan após o tratamento de peri-implantite em modelo de cão. Biomed Res Int. 2018;2018(1):1-7.

163. Schwarz F, Derks J, Monje A, Wang HL. Peri-implantite. J Periodontol. 2018;89(junho 2016):267-290.

164. Wang CW, Renvert S, Wang HL. Tratamento não cirúrgico da periimplantite. Implant Dent. 2019;28(2):155-60.

165. Polyzois I. Planeamento do tratamento da Mucosite Periimplantar e da Periimplantite. Implant Dent. 2019;28(2):150-154.

166. Ahmed P, Bukhari IA, Albaijan R, Sheikh SA, Vohra F. A eficácia da terapia fotodinâmica e do gel antibiótico como adjuvante do desbridamento mecânico no tratamento da peri-implantite em pacientes diabéticos. Photodiagnosis Photodyn Ther. 2020;32(9):102077.

167. Al Hafez ASS, Ingle N, alshayeb AA, Tashery HM, Alqarni AAM, Alshamrani SH. Eficácia do desbridamento mecânico com e sem fotodinâmica antimicrobiana adjunta para o tratamento da mucosite peri-implantar entre fumadores de cigarros pré-diabéticos e não fumadores. Photodiagnosis Photodyn Ther. 2020;31(6):101912.

168. Al-Khureif AA, Mohamed BA, Siddiqui AZ, Hashem M, Khan AA, Divakar DD. Biomarcadores clínicos, imunológicos derivados do hospedeiro e resultados microbiológicos com fotoquimioterapia adjuvante em comparação com terapia antimicrobiana local no tratamento da peri-implantite em fumadores de cigarros. Photodiagnosis Photodyn Ther. 2020;30(11):101684.

169. Garcia de Carvalho G, Sanchez-Puetate JC, Casalle N, Marcantonio Junior E, Leal Zandim-Barcelos D. Terapia fotodinâmica antimicrobiana associada à regeneração óssea para tratamento de peri-implantite: Relato de caso. Photodiagnosis Photodyn Ther. 2020;30(8):101705.

170. Alqahtani F, Alqhtani N, Alkhtani F, Divakar DD, Al-Kheraif AA, Javed F. Eficácia do desbridamento mecânico com e sem terapia fotodinâmica antimicrobiana adjunta no tratamento da peri-implantite entre fumadores de

cigarros moderados e utilizadores de cachimbo de água. Photodiagnosis Photodyn Ther. 2019;28(7):153-158.

171. Zeza B, Farina R, Pilloni A, Mongardini C. Resultados clínicos do tratamento de gengivite experimental e mucosite peri-implantar com remoção de placa bacteriana administrada profissionalmente e terapia fotodinâmica. Int J Dent Hyg. 2018;16(2):e58-64.

172. Labban N, Shibani N Al, Al-Kattan R, Alfouzan AF, Binrayes A, Assery MK. Resultados clínicos, bacterianos e inflamatórios da terapia fotodinâmica mediada por verde de indocianina para o tratamento da periimplantite em pacientes diabéticos: Um ensaio clínico controlado e randomizado. Photodiagnosis Photodyn Ther. 2021;35(3):102350.

173. Deeb M Al, Alsahhaf A, mubaraki SA, Alhamoudi N, Al-Aali KA, Abduljabbar T. Resultados clínicos e microbiológicos da terapia fotodinâmica e antimicrobiana sistémica em fumadores com inflamação peri-implantar. Photodiagnosis Photodyn Ther . 2020;29(9):101587.

174. Albaker AM, ArRejaie AS, Alrabiah M, Al-Aali KA, Mokeem S, Alasqah MN, et al. Efeito da terapia fotodinâmica antimicrobiana no desbridamento de retalho aberto no tratamento da peri-implantite: Um ensaio aleatório controlado. Photodiagnosis Photodyn Ther . 2018;23(5):71-74.

175. Al Rifaiy MQ, Qutub OA, Alasqah MN, Al-Sowygh ZH, Mokeem SA, Alrahlah A. Eficácia da terapia fotodinâmica antimicrobiana adjuvante na redução da resposta inflamatória peri-implantar em indivíduos que fumam cigarros electrónicos: Um ensaio clínico controlado e aleatório. Photodiagnosis Photodyn Ther. 2018;22(7):132-136.

176. Abduljabbar T. Effect of mechanical debridement with and without adjunct antimicrobial photodynamic therapy in the treatment of peri-implant diseases in prediabetic patients. Photodiagnosis Photodyn Ther. 2017;17(7):9-12.

177. Abduljabbar T. Effect of mechanical debridement with adjunct antimicrobial photodynamic therapy in the treatment of peri-implant diseases in type-2 diabetic smokers and non-smokers. Photodiagnosis Photodyn Ther. 2017;17(3):111-114.

178. Juarez C, Langa L, Mendoza R, Guerrero ME, Oliva J, Mayta-Tovalino F. Terapia

fotodinâmica antimicrobiana para o tratamento da peri-implantite: Uma revisão da literatura. Jornal da Sociedade Internacional de Medicina Dentária Preventiva e Comunitária. 2023 Mar;13(2):83-88.

179. Brodin NP, Guha C, Tomé WA. A terapia fotodinâmica e o seu papel no tratamento anticancerígeno de modalidades combinadas. Technol Cancer Res Treat. 2015;14(4):355-368.

180. Allison RR, Mota HC, Bagnato VS, Sibata CH. Bio-nanotecnologia e terapia fotodinâmica - Revisão do estado da arte. Photodiagnosis Photodyn Ther. 2008;5(1):19-28.

181. Mokwena MG, Kruger CA, Ivan MT, Heidi A. Uma revisão dos sistemas de captação de fármacos fotossensibilizadores de nanopartículas para o tratamento fotodinâmico do cancro do pulmão. Photodiagnosis Photodyn Ther. 2018;22(março 2018):147-154.

182. Calzoni E, Cesaretti A, Polchi A, Di Michele A, Tancini B, Emiliani C. Nanopartículas poliméricas biocompatíveis para aplicações de administração de fármacos em terapias contra o cancro e doenças neurodegenerativas. J Funct Biomater. 2019;10(1):1-15.

183. Paszko E, Ehrhardt C, Senge MO, Kelleher DP, Reynolds J V. Nanodrug applications in photodynamic therapy. Photodiagnosis Photodyn Ther. 2011;8(1):14-29.

184. Kanaparthy R, Kanaparthy A. A face em mudança da medicina dentária: nanotecnologia. Revista internacional de nanomedicina. 2011;6(9):2799-2804.

185. Perni S, Prokopovich P, Pratten J, Parkin IP, Wilson M. Nanopartículas: A sua potencial utilização na terapia fotodinâmica antibacteriana. Photochem Photobiol Sci. 2011;10(5):712-720.

186. Ferro S, Ricchelli F, Monti D, Mancini G, Jori G. Foto-inativação eficiente de Staphylococcus aureus resistente à meticilina por uma nova porfirina incorporada num lipossoma poli-catiónico. Int J Biochem Cell Biol. 2007;39(5):1026-1034.

187. Bloise N, Minzioni P, Imbriani M, Visai L. Poderá a nanotecnologia lançar uma nova luz sobre as terapias fotodinâmicas antimicrobianas? Photomed - Adv Clin

Pract. 2017;6(1);55-64

188. Guo Y, Rogelj S, Zhang P. HHS Public Access. 2016;21(6):1-16.

189. Bezman SA, Burtis PA, Izod TPJ, Thayer MA. Inativação Fotodinâmica de E. Coli por Rosa Bengala Imobilizado em Esferas de Poliestireno. Photochem Photobiol. 1978;28(3):325-329.

190. Inmaculada H La, Dekker L, Nair S. Lethal photosensitisation of Staphylococcus aureus using a toluidine blue O - tiopronin - gold nanoparticle conjugate Fotossensibilização letal de Staphylococcus aureus utilizando um conjugado de azul de toluidina O - tiopronina - nanopartículas de ouro. 2007;17(35):3739-3746.

191. Banerjee I, Mondal D, Martin J, Kane RS. Atividade antimicrobiana fotoativada de nanotubos de carbono - conjugados de porfirina. Langmuir. 2010;26(22): 1736917374.

192. Piccirillo C, Perni S, Gil-thomas J, Prokopovich P, Wilson M, Pratten J, et al. Antimicrobial activity of methylene blue and toluidine blue O covalently bound to a modified silicone polymer surface. 2009;19(34):6167-6171.

193. Bozja J, Sherrill J, Michielsen S, Stojiljkovic I. Porphyrin-Based, Light- Activated Antimicrobial Materials. 2003;41(15):2297-2303.

194. Suci PA, Varpness Z, Gillitzer E, Douglas T, Young M. Targeting and Photodynamic Killing of a Microbial Pathogen Using Protein Cage Architectures Functionalized with a Photosensitizer. 2007;(11):12280-12286.

195. Decraene V, Rampaul A, Parkin I, Petrie A, Wilson M. Enhancement by Nanogold of the Efficacy of a Light-Activated Antimicrobial Coating (Melhoria da eficácia de um revestimento antimicrobiano ativado por luz). Curr Nanosci. 2009;5(3):257-261.

196. Perni S, Prokopovich P, Piccirillo C, Pratten J, Parkin P, Wilson M. Os polímeros contendo azul de toluidina apresentam uma potente atividade bactericida quando irradiados com luz laser vermelha. 2009;19(18):2715-2723.

197. Perni S, Piccirillo C, Pratten J, Prokopovich P, Chrzanowski W, Parkin IP, et al. Biomateriais As propriedades antimicrobianas de polímeros activados por luz contendo azul de metileno e nanopartículas de ouro. Biomaterials. 2009;30(1):89-93.

198. Narband N, Tubby S, Parkin IP, Gil-tomás J, Ready D, Nair SP, et al. Gold Nanoparticles Enhance the Toluidine Blue-Induced Lethal Photosensitisation of Staphylococcus aureus Gold Nanoparticles Enhance the Toluidine Blue- Induced Lethal Photosensitisation of Staphylococcus aureus. 2008;4(4):409- 414.

199. Narband N, Uppal M, Dunnill CW, Hyett G. A interação entre nanopartículas de ouro e corantes catiónicos e aniónicos: absorção UV-visível melhorada A interação entre nanopartículas de ouro e corantes catiónicos e aniónicos: absorção UV-visível melhorada. 2009;11(44):10513-10518.

200. Perni S, Piccirillo C, Kafizas A, Parkin IP. Atividade Antibacteriana de Silicone Ativado por Luz Contendo Azul de Metileno e Nanopartículas de Ouro. 2010;2195):427-438.

201. Xing C, Xu Q, Tang H, Liu L, Wang S, Nanotechnol SPN. Conjugated Polymer / Porphyrin Complexes for Efficient Energy Transfer and Improving Light-Activated Antibacterial Activity. 2009;131(36):13117-13124.

202. Narband N, Mubarak M, Ready D, Parkin IP, Nair SP, Green MA, et al. Quantum dots as enhancers of the efficacy of bacterial lethal photosensitization.2008;19(44):445102.

203. Dierolf CF, Valle U, Waterborne E, Tris U, Ii J, Bengal R, et al. A Comparison of Solar Photocatalytic Inactivation of. 2007;129(2):135-140.

204. Tridoped E, Nanopowder T, Wang W, Shang Q, Zheng W, Yu H, et al. Um novo material antibacteriano de infravermelhos próximos que depende da propriedade de conversão ascendente de. 2010;114(32):13663-13669.

205. Wu TS, Wang KX, Li GD, Sun SY, Sun J, Chen JS. Nanopartículas de Ag/TiO2 suportadas em montmorilonite: Um material eficiente para a fotodegradação de bactérias da luz visível. ACS Appl Mater Interfaces. 2010;2(2):544-550.

206. Yamakoshi Y, Umezawa N, Ryu A, Arakane K, Miyata N, Goda Y, et al. Espécies activas de oxigénio geradas a partir de fulereno fotoexcitado (C 60) como potenciais medicamentos: O2-. versus 1O2. J Am Chem Soc. 2003;125(42):12803- 12809.

207. Nakamura E, Isobe H. Functionalized Fullerenes in Water . Os primeiros 10 anos

da sua química, biologia e nanociência. 2003;36(11):807-815.

208. Tegos GP, Demidova TN, Arcila-lopez D, Lee H, Wharton T, Gali H, et al. Cationic Fullerenes Are Effective and Selective Antimicrobial Photosensitizers. 2005;12(3):1127-1135.

209. Spesia MB, Milanesio ME, Durantini EN. Synthesis , properties and photodynamic inactivation of Escherichia coli by novel cationic fullerene C60 derivatives Synthesis , properties and photodynamic inactivation of Escherichia coli by novel cationic fullerene C 60 derivatives. 2008;43(4):853-861.

210. Huang L, Terakawa M, Zhiyentayev T, Huang YY, Sawayama Y, Jahnke A, et al. Fulerenos catiónicos inovadores como antimicrobianos activados por luz de largo espetro. Nanomedicina Nanotecnologia, Biol Med. 2010;6(3):442-452.

211. Hotze EM. Mechanisms of Bacteriophage Inactivation via Singlet Oxygen Generation in UV Illuminated Fullerol Suspensions. 2009;43(17):6639-6645.

212. Forier K, Raemdonck K, Smedt SC De, Demeester J, Coenye T, Braeckmans K. Lipid and polymer nanoparticles for drug delivery to bacterial biofilms. J Control Release. 2014;190(28):607-623

213. Amini SM, Kharrazi S, Hadizadeh M, Fateh M, Saber R. Efeito das nanopartículas de ouro na eficiência fotodinâmica do fotossensibilizador ácido 5-aminolevolénico na linha celular do carcinoma epidérmico: um estudo in vitro. 2013;(4):151-156.

214. Soncin M, Fabris C, Busetti A, Dei D, Nistri D, Roncucci G, et al. Approaches to selectivity in the Zn(II)-phthalocyanine-photosensitized inactivation of wildtype and antibiotic-resistant Staphylococcus aureus. Photochem Photobiol Sci. 2002;1(10):815-819.

215. Planas O, Bresolí-Obach R, Nos J, Gallavardin T, Ruiz-González R, Agut M, et al. Síntese, caraterização fotofísica e atividade antibacteriana fotoinduzida de nanopartículas de sílica mesoporosa carregadas com azul de metileno e orientadas para a manose. Molecules. 2015;20(4):6284-6298.

216. Chen G, Zhao Y, Xu Y, Zhu C, Liu T, Wang K. Chitosan nanoparticles for oral photothermally enhanced photodynamic therapy of colon cancer. Int J Pharm. 2020;589(3):119763.

217. Qiu LY, Bae YH. Revisão de Especialistas em Arquitetura de Polímeros e Administração de Medicamentos.Expert Opin Ther Pat. 2006;17(7):819-830.

218. Wang L, Hu C, Shao L. A atividade antimicrobiana das nanopartículas - situação atual. Int J Nanomedicine. 2017;12(4):1227-1249.

219. Bakalova R, Ohba H, Zhelev Z, Ishikawa M, Baba Y. Pontos quânticos como fotossensibilizadores? Nat Biotechnol. 2004;22(11):1360-1361.

220. Huang Y ying, Sharma SK, Yin R, Agrawal T, Chiang LY, Hamblin MR. Fullerenos funcionalizados em terapia fotodinâmica para: 2014; 10(9): 19181936.

221. Usacheva M, Layek B, Rahman Nirzhor SS, Prabha S. Terapia fotodinâmica mediada por nanopartículas para biofilmes mistos. J Nanomater. 2016; 2016 (1):1-11.

222. de Freitas LM, Calixto GMF, Chorilli M, Giusti JSM, Bagnato VS, Soukos NS, et al. Terapia fotodinâmica baseada em nanopartículas poliméricas para periodontite crónica in Vivo. Int J Mol Sci. 2016;17(5):769-770.

223. Vanja Klepac-Ceraj, PhD1, Niraj Patel, BS, MS1, 3, Xiaoqing Song, MD1 CH, BS1, Chitrang Patel, BS1, Ralph Kent, ScD2, Mansoor M. Amiji, PhD3 e NS, Soukos, DDS P.. Exp Biol Med [Internet]. 2014;239(11):1476-1488.

224. Shi E, Bai L, Mao L, Wang H, Yang X, Wang Y, et al. Nanopartículas auto-montadas contendo fotossensibilizador e escova policatiónica para uma terapia fototérmica e fotodinâmica sinérgica contra a periodontite. J Nanobiotechnology. 2021;19(1):1-15.

225. Nagahara A, Mitani A, Fukuda M, Yamamoto H, Tahara K, Morita I, et al. A terapia fotodinâmica antimicrobiana utilizando um laser de díodo com um potencial novo fotossensibilizador, nanoesferas carregadas com verde de indocianina, pode ser eficaz para a eliminação de Porphyromonas gingivalis. J Periodontal Res. 2013;48(5):591- 599.

226. Qi M, Li X, Sun X, Li C, Tay FR, Weir MD, et al. Nova nanotecnologia e terapia fotodinâmica de infravermelhos próximos para eliminar os agentes patogénicos do biofilme relacionados com a periodontite e proteger o periodonto. Dent Mater. 2019;35(11):1665-1681.

227. Ribeiro APD, Andrade MC, Bagnato VS, Vergani CE, Primo FL, Tedesco AC, et al. Terapia fotodinâmica antimicrobiana contra suspensões e biofilmes de bactérias patogénicas utilizando ftalocianina de cloro-alumínio encapsulada em nanoemulsões. Lasers Med Sci. 2015;30(2):549-559.

228. de Moraes M, de Vasconcelos RC, Longo JPF, Muehlmann LA, de Azevedo RB, Lemos TMAM, et al. Efeitos da terapia fotodinâmica mediada por nanoemulsão contendo ftalocianina de cloro-alumínio: Um estudo histológico e imunohistoquímico em gengiva humana. Photodiagnosis Photodyn Ther. 2015;12(4):592-769.

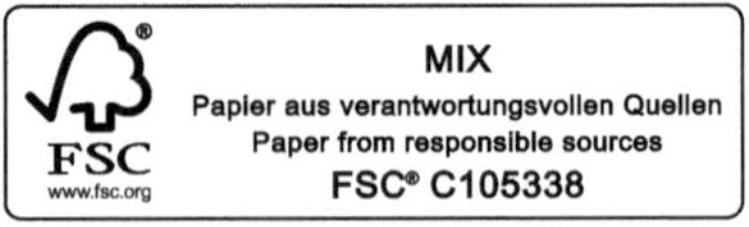

Printed by Books on Demand GmbH, Norderstedt / Germany